Matthias M. Werner

Noni

Das Handbuch für Anwender, Ärzte und Heilpraktiker

Dieses Buch ist allen
Noni- und Naturfreunden
und vor allem
den Kahunas gewidmet,
die altes Wissen
um die Heilkräfte
der Natur
bis in die heutige Zeit
bewahrt haben.

Matthias M. Werner

Noni

Das Handbuch für
Anwender, Ärzte und Heilpraktiker

Eruge Verlag München

Noni – Das Handbuch für Anwender, Ärzte und Heilpraktiker

Eruge Verlag München – www.eruge.de
1. Auflage 2000

Hinweis: Die Informationen in diesem Buch sind für Interessierte und zum Weiterbilden gedacht, nicht jedoch als Therapie- oder Diagnoseanweisung zu betrachten. Das Buch ersetzt nicht die notwendige Konsultation eines Arztes oder Heilpraktikers bei einer ernsthaften Erkrankung, will jedoch Anregungen zu alternativem Behandeln vorstellen. Daher können weder der Autor noch der Verlag Haftung für Schäden aller Art übernehmen, die direkt oder indirekt aus dem Verwenden der Angaben aus diesem Buch entstehen.

Einbandgestaltung:	Maren Krapp, München
Satz:	Knipping Werbung GmbH, München
Druck und Bindung:	Georg Lingenbrink GmbH & Co., Norderstedt
Vertrieb:	www.libri.de und über den Buchhandel
ISBN:	3-898-11-601-8
LIBRI:	2606538 book on demand

Printed in Germany

4

Inhaltsverzeichnis

Danksagungen

Den nachfolgenden Wissenschaftlern gilt mein aufrichtiger Dank. Sie haben einen Teil ihrer kostbaren Zeit dafür verwendet, ihre Kenntnisse und Erfahrungen mitzuteilen:

Prof. Dr. Eberhard Breitmaier, Kekulé-Institut, Universität Bonn
Dr. Alexandra Dittmar, Frankfurt
Dipl.-Ing. Josef Engelmann, Technische Universität München-Weihenstephan
Prof. Dr. M. Hesse, Organisch Chemisches Institut, Universität Zürich
Dr. Kern, Klinikum Großhadern, Ludwig-Maximilians-Universität München
Prof. Dr. Anton Piendl, Institut für Mikrobiologie der Technischen Universität München
Dr. Herbert Vogel, Staatliche Brautechnische Prüf- und Versuchsanstalt an der Technischen Universität München
Dr. Wallrauch, Landesuntersuchungsamt für das Gesundheitswesen Nordbayern
Prof. Dr. Johannes Westendorf, Toxikologische Abteilung der Universität Hamburg

Den nachfolgenden Personen gilt besonderer Dank für:

Bildmaterial:	**Thomas Brendler**, Berlin
Druckerstellung:	**Jörg Zaag**, Hamburg
Erfahrungsberichte:	**Christoph Badura**, Limburg
Grafiken:	**Volker Altmann**, München
	Martin Knipping, München
	Maren Krapp, München
Internet:	**Hans Albert**, München
Lektorat:	**Di. Ulrich Werner**, München
Pressearbeit:	**Cornelia Prem** und **Kathrin Hilger**, München

Darüber hinaus danke ich allen, die mir mit Rat und Tat zur Seite standen und insbesondere auch ihre Erfahrungsberichte über Noni zur Verfügung gestellt haben.

Vorwort

Die meisten Europäer haben noch nie etwas von Noni gehört oder gelesen oder sind wenig informiert über diese bei den Ureinwohnern in Australien, Asien und Polynesien seit über 2000 Jahren bekannte Pflanze. Noni wird seit Urzeiten auf ganz unterschiedliche Weise genutzt – als Färbemittel, als Nahrungsmittel und nicht zuletzt als Heilmittel mit einer unglaublichen Bandbreite von Anwendungen.

In Nordamerika ist Noni schon wesentlich bekannter. Die über viele Generationen mündlich überlieferten Heilanwendungen und -erfolge mit Noni erweckten das Interesse der modernen Wissenschaft. Sie hatte Erfolg.

In den letzten Jahren konnten viele Inhaltsstoffe aus Noni isoliert und ihrer pharmakologischen Wirkung zugeordnet werden. Begleitende Anwendungsstudien und Erfahrungsberichte erlauben mittlerweile auch wissenschaftlich belegbare und die empirische indikationsbezogene Anwendung von Noni in der präventiven Medizin und insbesondere in der ursächlichen und nicht nur rein symptomatischen Behandlung von Krankheiten.

Die Recherche zu diesem Buch war zeitaufwendig. Getrieben von der Neugier, dem Geheimnis von Noni auf die Spur zu kommen, verbrachte ich viele Nächte im Internet und sichtete an Publikationen, was ich erhalten konnte, sprach mit Ärzten, Wissenschaftlern und Anwendern. Die Kernfrage, die sich beim Auswerten des Materials immer wieder stellte, war, warum hilft Noni so vielen Menschen bei so unterschiedlichen Krankheiten?

Gerade bei den Anwenderberichten war es schwierig, teilweise unmöglich, Dichtung und Einbildung von Wahrheit zu trennen. Ob mir das, soweit möglich, bei der Auswahl der mir vorliegenden Erfahrungsberichte gelungen ist, wage ich zu bezweifeln. Lesen Sie daher die subjektiven Anwenderberichte von mir unkommentiert und sammeln Sie Ihre eigenen

Erfahrungen mit Noni. Meine Selbstversuche über einen Zeitraum von 6 Monaten waren durchaus positiv. Ich konnte eine Leistungssteigerung und ein verbessertes allgemeines Wohlbefinden feststellen, weshalb ich seitdem mit der Einnahme von Noni regelmäßig fortfahre. Bei einer akuten Krankheit mußte ich Noni zum Glück nicht anwenden. Ich kann nur sagen, ich bin seit der Einnahme von Noni nicht krank geworden, ja selbst die obligatorische und jährlich erwartete Erkältung oder leichte Grippe ist bis zum Jahreswechsel 1999/2000 ausgeblieben.

Auch heute ist Noni mit all seinen Wirkungen nicht vollständig erforscht. Das Ziel meines Buches ist es, Ihnen in möglichst leicht verständlicher Art und Weise über Noni zu berichten, den aktuellen Wissensstand nahe zu bringen und Ihnen zu zeigen, wie Sie am besten von dieser außerordentlich vielseitigen Pflanze für Ihre Gesundheit profitieren können.

Der fachlich interessierte Leser findet neben einer indikationsbezogenen Beschreibung Information über pharmakologisch bedeutsame Inhaltsstoffe, Studienergebnisse und eine Vielzahl von Quellenangaben für ein tieferes Einsteigen in die Thematik „Noni".

Matthias M. Werner   München, im Februar 2000

Anmerkung:
Literaturverweise in abgekürzter Form wie z. B. „W 15" beziehen sich auf die Einträge in der Bibliographie ab Seite 157.

Einleitung – Was ist Noni

1.1 Die Geschichte von Noni

Der Anfang der Geschichte um die Pflanze Noni ist etwas unklar und mit alten Sagen und Legenden umwoben. Bekannt ist, daß Noni seit Beginn der Überlieferungen vor über 2000 Jahren die Aufmerksamkeit der Menschen erregt hat und bei vielen Völkerwanderungen ein begehrter Begleiter und ein beliebtes Mitbringsel in die neue Heimat war.

Ursprünglich im südostasiatischen Raum gewachsen wurde Noni (bot. *Morinda citrifolia*) der Überlieferung nach von Siedlern vor knapp 1500 Jahren auf die polynesischen Inseln eingeführt und von dort bis in die Karibik verbracht.

Der botanische Name geht lateinisch zu *morus* für „schwarz" (des Maulbeerbaums) und *indis* zu „indisch" und bezieht sich auf die fleischige, vielsteinige (mit einer Maulbeere verglichenen) Sammelfrucht. Das lateinische *Artepithon* geht zu citrus, das von dem spätgriechischen *kitrinos* für „gelb wie eine Zitronat-Zitrone" (nicht zitronengelb) herkommt, und zu *-folius* – „blättrig". So vielfältig Noni in der Anwendung ist, so vielfältig sind auch die Namen, unter denen Noni im Volksmund bekannt ist:

13

Noni, Nonu oder Nono in der pazifischen Region, Menkudo in Malaysia, Nhau in Südostasien, übersetzt als „Schmerzkillerbaum" in der Karibik, Lada in Guam, Grand Morinda in Vietnam, Kura auf Fidschi, Bumbo in Afrika, übersetzt als „Käsefrucht" in Australien, um nur einige Beispiele zu nennen. Deutschsprachige Botaniker bezeichnen Noni als Indischen Maulbeerstrauch.

Neben seiner medizinischen Bedeutung hat Noni einen Stellenwert als Nahrungs- und als Färbemittel. Die Frucht ist genießbar, wenn sie auch nach dem allgemeinen Geschmacksempfinden nur bei knapper Nahrung als

1. Ape (*Alocasia macrorrhiza*)	13. Milo (Portia-Baum)
2. Awa (Kava-Kava)	14. Niu (Kokosnuß)
3. Awapuhi (Wilder Ingwer)	15. **Noni (Indische Maulbeere)**
4. Hau (Hibiscus)	16. Ohe (Bambus)
5. Ipu (Flaschenkürbis)	17. Ohi'a Ai (Bergapfel)
6. Kalo (Taro)	18. Olena (Curcuma)
7. Kamani (Alexandrin. Lorbeer)	19. Olona (*Touchardia latifolia*)
8. Ki (Ti-Pflanze)	20. Pia (Polynesische Pfeilwurzel)
9. Ko (Zuckerrohr)	21. Uala (Süßkartoffel)
10. Kou (*Cordia subcordata*)	22. Uhi (Yams)
11. Kukui (Kerzennußbaum)	23. Ulu (Brotfrucht)
12. Mai'a (Banane)	24. Wauke (Papier-Maulbeere)

Tab. 1.1: Die 24 Kanu-Pflanzen

Lebensmittel zur Anwendung kommt. Der Vorteil in Notzeiten ist, daß sich die Nonifrucht in Blätter eingewickelt und abgedeckt über lange Zeit lagern läßt. Einige Rezepte für das Zubereiten von Speisen, Getränken und Hausmitteln aus der Nonipflanze lassen sich bei Diana Fairchild nachlesen (F 1). Die Rinde wird benutzt, um an roten Farbstoff zu gelangen, das Innere der Pflanze für das Gewinnen von gelbem Farbstoff.

Noni gehört historisch zu den 24 „Kanu-Pflanzen", die nach heutigen Erkenntnissen aus dem südostasiatischen Raum von Siedlern in Kanus in der pazifischen Region verbreitet worden sind:

Polynesische Legenden sind voll von Volkshelden und Göttern, die sich in schwierigen Zeiten oder bei Krankheit auf Noni als zuverlässigen Helfer stützten. Eine Legende aus Tonga berichtet vom Gott „Maui" der durch Auflegen von Noniblättern wieder zum Leben erweckt worden sein soll (N 1). Noni wird auch heute noch gegen Geistwesen (aitu) eingesetzt, weil diese durch den Geruch von Noni vertrieben werden (W 15).

Die Schriftstellerin Diana Fairchild vertritt die Ansicht, daß nicht nur die Inhaltsstoffe von Noni in der Lage sind zu heilen, sondern glaubt auch an

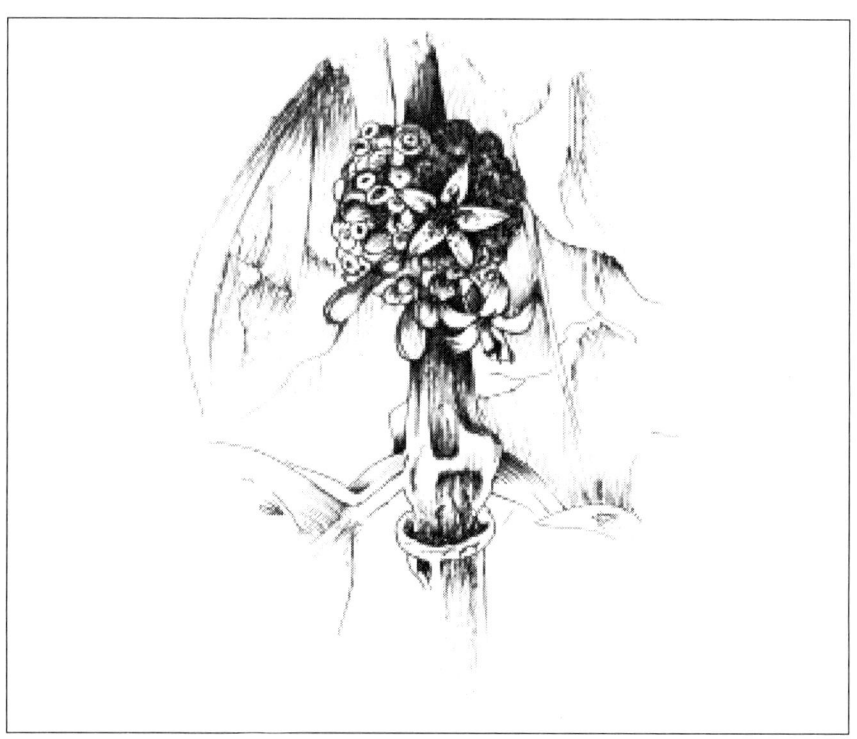

Abb. 1.2: Die blühende Morinda citrifolia (Noni)

eine spirituelle und helfende Verbindung zwischen der Nonipflanze und dem Menschen (F 1).

Die Medikation mit Noni hat auch heute noch auf den polynesischen Inseln eine gelebte Tradition, die von den Medizinmännern, den Kahunas ausgeübt wird. In voreuropäischer Zeit war Noni wahrscheinlich die am weitesten und häufigsten genutzte Heilpflanze (W 15). Die aktuelle Anwendung des alten Wissens um Noni und die damit einhergehenden Heilerfol-

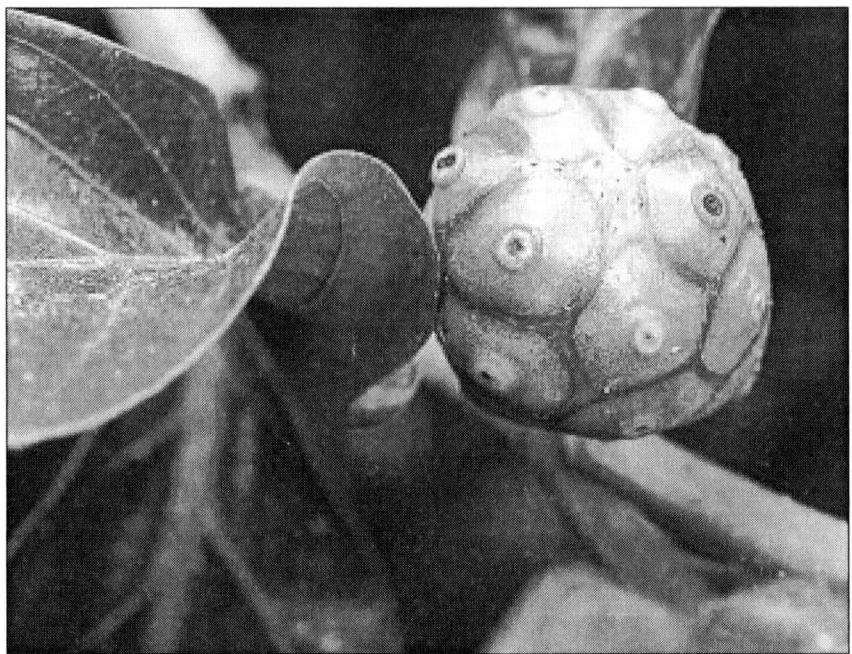

Abb. 1.3: Die Nonifrucht   Photo: Phytopharma

ge haben das Interesse der modernen Wissenschaft vor einigen Jahren geweckt und bereits zu bestätigenden Ergebnissen geführt.

Die Apotheke „Natur" hat uns viel zu bieten – Noni ist sicher ein besonderes Beispiel dafür. Die weitere Forschung bringt Noni von seiner geschichtlichen Bedeutung in unsere Gegenwart und macht den Nutzen dieser Heilpflanze allgemein zugänglich.

So strebt Noni einer neuen geschichtlichen Bedeutung als moderne Nahrungsergänzung zur Prävention und als gezieltes, aber auch begleitendes und unterstützendes Therapeutikum bei vielen Indikationen entgegen.

Neben dem Nutzen und Lernen aus dem alten Wissen über die Heilkräfte der Natur für die industriell geprägte westliche Welt bleibt jedoch zu hoffen, daß es hierbei nicht zu einer weiteren Ausbeutung der Einwohner der Länder kommt, in denen Noni gedeiht. Bis auf wenige Ausnahmen handelt es sich um Länder, denen es wirtschaftlich nicht so gut geht und die seit Beginn der christlichen Seefahrt stets um ihre Bodenschätze, landwirtschaftlichen Erträge und ihren Lohn betrogen worden sind.

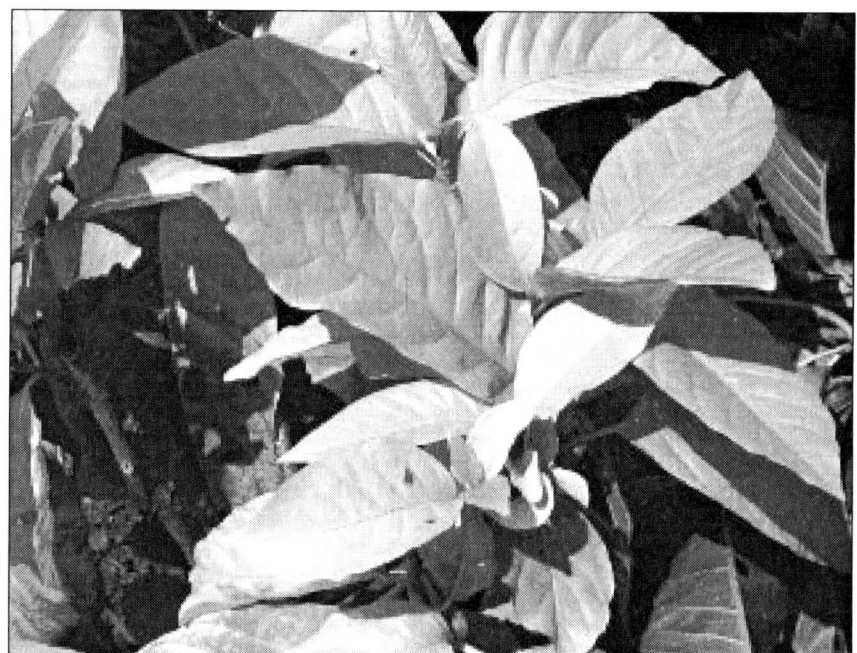

Abb. 1.4: Die Blätter der Nonipflanze   Photo: Phytopharma

1.2 Die Pflanze Noni

Die immergrüne Nonipflanze (bot. *Morinda citrifolia*), zu deutsch Indischer Maulbeerstrauch, gehört zur Familie der Rubiaceae und wächst als Strauch oder kleiner Baum von bis zu 8 m Höhe. Die gegenständigen Blätter sind elliptisch bis länglich-lanzettförmig und können bis zu 30 cm groß werden.

Noni bringt das ganze Jahr hindurch schöne, weiße, trompetenförmige und recht große Blüten, aber auch kleine Blüten hervor. Die Blüten entspringen aus fleischigen, kugelförmigen Trauben. An den Rändern der großen Blüte sind wiederum viele kleine Blüten, aus denen bis zu etwa 12 Zentimeter durchmessende, eiförmige Früchte entstehen, die eine samtige Schale haben.

Im unreifen Zustand sind sie grün, und später in der Reife wechselt die Farbe zu gelb. Die Früchte sind groß, fleischig und länglich-rund bis eiförmig. Bei Reife sind sie gelblich weiß und eßbar, haben aber einen unange-

17

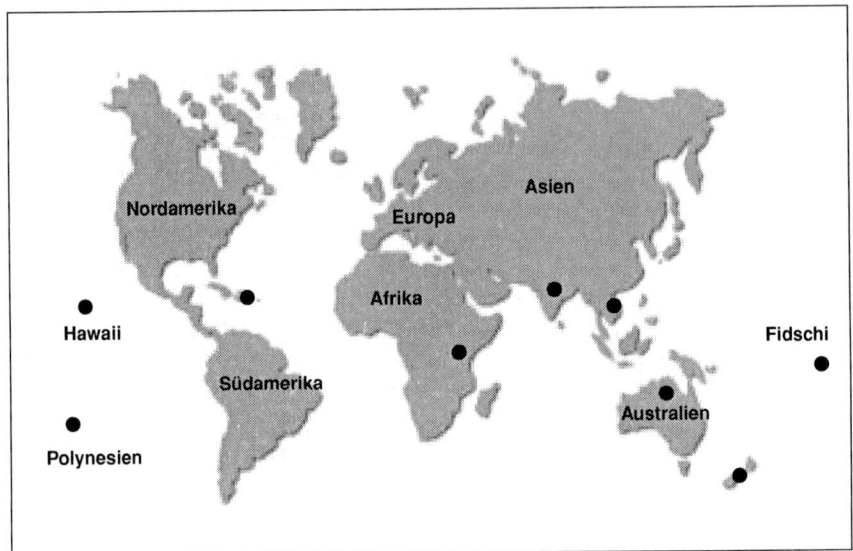

Abb. 1.5: Das weltweite Vorkommen der Morinda citrifolia

nehmen Geschmack und Geruch, weswegen Noni in Australien auch „Käsefrucht" genannt wird.

Noni bevorzugt die Küstenregionen auf Meeresniveau bis hinauf zu einer Höhe von etwa 400 Metern. Sehr häufig findet man sie in der Nähe von Lavaströmen der polynesischen Inselwelt. Die erkaltete Lava ist reich an Nahrungsstoffen für die Pflanzenwelt und sicherlich einer der wichtigsten Gründe für den guten Boden vieler Inseln.

Das Holz des Nonibaums ist bekannt für seine Härte und seine Widerstandsfähigkeit gegen Salz und Wasser. Generell wächst Noni auch unter widrigen Bedingungen, was eben so zu seiner Verbreitung beigetragen hat wie die guten Flug- und Schwimmeigenschaften der Samen.

Noni wird derzeit nicht kultiviert angebaut; es wächst wild. Und wie es mit dem unkultivierten Wildwuchs auch bei anderen Pflanzen rund um die Welt ist, sind die Nonigewächse in der freien Wildbahn wesentlich vitalstoffreicher, als es seine kultivierten Artgenossen je sein könnten.

Vorkommen: Die Pflanze wächst in Südostasien und wurde schon früh über ein weites Gebiet von Indien bis Ostpolynesien und in die Karibik verbreitet. Die Karte Abb. 1.5 veranschaulicht die das weltweite Vorkommen der Nonipflanze.

1.3 Noni in der traditionellen medizinischen Anwendung

Sowohl in der überlieferten als auch in der heute noch ausgeübten Anwendung findet Noni ein breites Anwendungsspektrum beim Behandeln von Krankheiten und Verletzungen.

Bei der Zubereitung von Arzneien werden unterschiedliche Teile der Pflanze für die verschiedenen Indikationen bevorzugt. Es kommt hierbei jedoch auch zu Überschneidungen und zu geographisch unterschiedlichen Präferenzen.

Die nachstehenden Übersichten vermitteln eine allgemeine Zuordnung der verschiedenen Pflanzenteile zu den jeweiligen Anwendungsfällen, einerseits sortiert nach Pflanzenteilen, andererseits nach geographischen Regionen.

Nach Pflanzenteilen sortiert:

BLÄTTER:
Gerstenkorn, Hautausschlag, Furunkel, Abszesse, Soor,
Zahnfleischerkrankungen, Halsschmerzen, Halsentzündung,
Atemwegserkrankungen, Entzündungen, Schwellungen, Filariasis,
Elephantiasis, Obstipation, Fieber, Rheuma, Biß des Hundertfüßers,
Wunden, Schmerzen.

BLÜTEN:
Gerstenkorn, Augenerkrankungen, Bindehautentzündung, Hautausschlag,
Hauterkrankungen, Abszesse, Halsschmerzen, Halsentzündung, Husten.

FRÜCHTE:
Augenerkrankungen, Hautausschlag, Abszesse, Mundschleimhaut-
entzündungen, Soor, Zahnfleischerkrankungen, Zahnschmerzen,
Halsschmerzen, Halsentzündung, Atembeschwerden, Husten,
Tuberkulose, Diarrhöe, Intestinalwürmer (Bandwürmer),
Harntrakterkrankungen, Gelbsucht, Fieber.

WURZELN:
Soor, Zahnschmerzen, Halsschmerzen, Halsentzündung,
Husten, Gelbsucht.

RINDE:
Abszesse, Mundschleimhautentzündungen, Halsschmerzen, Halsentzündung, Husten, Intestinalwürmer (Bandwürmer).

STENGEL:
Abdominalerkrankungen.

Nach regionaler Anwendung sortiert:

Tonga:

BLÄTTER: gegen Gerstenkorn, wundes Zahnfleisch, Zahnschmerzen, Furunkel, Otitis externa, Magenschmerzen, Diarrhöe, Gelenkschmerzen, Muskelschmerzen, als Stärkungsmittel.
BLATTSTIEL (Saft) gegen Gerstenkorn.
FRÜCHTE gegen Mundschleimhautentzündungen, Zahnfleischentzündungen, Zahnschmerzen, Halsschmerzen und Halsentzündung.
RINDE gegen Furunkel, Magenschmerzen.

Cook-Inseln:

FRÜCHTE gegen Harntraktbeschwerden, Abdominalschwellung, Hernie.

Tahiti:

BLÄTTER gegen Hautentzündungen.
FRÜCHTE und BLÄTTER gegen Furunkel, Diabetes und innere Erkrankungen.
UNGENANNTE PFLANZENTEILE gegen Mandelentzündung, Verbrennungen, Abdominalschwellung, Diabetes, Entzündungen der Finger oder Zehen.

Niue:

BLÄTTER gegen Gerstenkorn.

Tubuai:

BLÄTTER und FRÜCHTE gegen Entzündungen im Bauchraum und Brustkorb.

Ellice-Inseln:

BLÄTTER: bei Wunden.
UNGENANNTE PFLANZENTEILE: bei Schmerzen, Leibschmerzen.

Marquesas:

FRÜCHTE gegen Gonorrhöe, in der Rekonvaleszenz und als Stärkungsmittel.

Tokelau:

BLÄTTER gegen Abszeß, Karbunkel, Schwellungen, Hämorrhoiden, Entzündungen.
FRÜCHTE (Saft) gegen Stomatitis, Husten.

Futuna:

FRÜCHTE gegen Mundschleimhautentzündungen, Zahnfleischentzündungen, Zahnschmerzen, Halsschmerzen, Halsentzündung.

Hawaii:

BLÄTTER gegen Furunkel, Wunden, Frakturen, Quetschungen, Fieber (schweißtreibend), als Stärkungsmittel.
BLÜTEN als Abführmittel.
FRÜCHTE gegen Furunkel, Appetitlosigkeit, innere Erkrankungen, als Abführmittel, gegen Uteruserkrankungen, Herzbeschwerden, hohen Blutdruck, Diabetes, Tuberkulose, bei Quetschungen, Wunden, Schnittwunden und Frakturen, als Stärkungsmittel.
SAMEN: bei Schnittwunden.
RINDE: bei Schnittwunden, als Stärkungsmittel.
WURZELN gegen Hautausschlag.

STENGEL als Stärkungsmittel.
PFLANZENSAFT gegen Läuse.

Fidschi-Inseln:

WURZELN, STAMMRINDE gegen Harntraktbeschwerden.
BLÄTTER gegen Frakturen, Verstauchungen, Furunkel.
RINDE gegen Furunkel.

Philippinen:

FRÜCHTE menstruationsfördernd.
BLÄTTER gegen äußere Geschwüre.
BLATTSAFT gegen Diarrhöe.

Indien:

BLÄTTER gegen Gicht, Fieber, Wunden, Geschwüre, in Stärkungsmitteln.
FRUCHT gegen Zahnfleischerkrankungen, Dysenterie, Leukorrhöe.
WURZELN gegen Fieber, als Kathartikum.

Malaysia:

UNGENANNTE PFLANZENTEILE gegen Magenschmerzen.

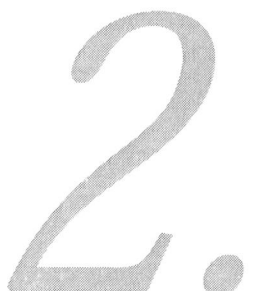

Die wissenschaftliche Entdeckung von Noni

2.

Die Pflanzenheilkunde ist Teil der Kultur aller Völker. Hinsichtlich des Gebrauchs von Heilpflanzen und Pflanzenzubereitungen oder sich daraus ergebenden Fertigprodukte sind noch umfangreiche Forschungen nötig, z. B. über Inhaltsstoffe, Zubereitungsformen und ihre Wirkungsweisen.

Die „westliche" Medizin neigt zur Abwertung traditioneller Medizinsysteme, die sie großteils ersetzt hat. Dennoch gibt es viel zu lernen von der jahrhundertealten Weisheit indigener Heiltraditionen.

Als einer der neuzeitlichen Pioniere auf dem Gebiet der Erforschung u. a. von Noni hinsichtlich Inhaltsstoffen und Wirkzusammenhängen gilt Dr. Ralph Heinicke, der zwischen 1950 und 1986 auf Hawaii lebte und dort abwechselnd für die Dole Pineapple (Ananas) Company, das Pinapple Research Institute und an der Universität von Hawaii arbeitete.

Heinicke promovierte als Biochemiker an der Universität von Minnesota und erwarb noch ein Diplom für Elektrotechnik an der Universität von Kentucky in Lexington. Heinicke gilt als der Entdecker von Noni für das westliche Medizininteresse und hat hierzu seine eigenen Theorien zu Pro-Xeronin und Xeronin entwickelt.

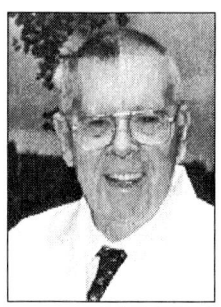

Abb. 2.1:
Ralph Heinicke

Die Dole Pinapple Company hatte Heinicke engagiert, um kommerzielle Anwendungen, insbesondere in der Medizin für das Enzym Bromelain, das in nicht geringer Menge in der Ananasfrucht vorkommt, zu finden. Zur damaligen Zeit untersuchten diverse pharmazeutische Unternehmen dieses Enzym in der Annahme, bei dem aktiven Bestandteil handle es sich um eine

Protease, ein Enzym, das Eiweißketten in Aminosäuren aufspalten könne. Sie hatten die Absicht, entsprechende Medikamente, z. B. Brandsalben, zu entwickeln.

Um eine Arzneimittelzulassung zu erhalten, war es erforderlich, Bromelain in seiner reinsten Form zu isolieren und auf seine pharmakologische Wirkung hin zu untersuchen. Das Ergebnis war enttäuschend, da keinerlei pharmakologische Wirkung nachgewiesen werden konnte. Das isolierte, reine Bromelain wirkte genau so gut oder so wenig, wie die in den Studien eingesetzten Placebos, im Gegensatz zwar zu isoliertem, aber nicht besonders gereignigtem Bromelain (H 8).

Zu dem gleichen Ergebnis kam Dr. Klein, ein Arzt, der während des Zweiten Weltkriegs im Deutschen Afrika Corps diente und sich auf Verbrennungsopfer spezialisiert hatte. Er suchte nach dem Krieg nach alternativen Behandlungsmethoden und erzielte moderate Ergebnisse bei der äußerlichen Anwendung mit 50-%-Bromelainpaste. Die Anwendung hoch reinen Bromelains erbrachte jedoch keine positiven Resultate.

Die Wirksamkeit von reinem Bromelain z. B. als entzündungshemmendes Mittel bei Gelenkerkrankungen ist auch heute noch nicht ausreichend nachgewiesen (B 4), was nach den Erkenntnissen aus den 70er Jahren nicht überrascht.

Nach der Einstellung der Forschungsarbeiten zu diesem Thema bei der Dole Pineapple Company forschte Heinicke ab 1972 auf eigene Faust weiter. Er nahm an, daß die eigentlich aktive Substanz der Vorläufer eines Alkaloids sein müßte, das er Xeronin nannte.

Nach weiterer Suche, Extraktion und Isolation des Vorläufers und diversen Tests wußte Heinicke, daß er die richtige Komponente gefunden hatte und nannte sie später Pro-Xeronin (H 9). Der Anteil an Bromelain in der Ananasfrucht sank zwischenzeitlich, da der Boden der Plantagen immer mehr auslaugte. Heinicke wandte sich der Nonipflanze in der Vermutung zu, daß in ihr die gleichen Substanzen vorkommen wie in dem ungereinigten Bromelain aus der Ananas.

Die aus der Ananas und aus Noni gewonnenen Proben waren zum Verwechseln ähnlich. Es war geradezu ein Volltreffer, denn Noni enthielt nach Heinicke den gleichen Vorläuferstoff Pro-Xeronin, wie er ihn Jahre zuvor noch in der Ananas gefunden hatte.

Die Bedeutung von Heinickes Arbeit zu diesem Vorläufer des Xeronins, des Pro-Xeronins, wird erst verstanden, wenn man das Xeronin näher untersucht. Xeronin ist nach Heinicke ein Alkaloid, eine Substanz, die der Körper herstellt, damit der Zellstoffwechsel so aktiviert wird, daß er richtig arbeitet.

Xeronin hat nach Heinicke eine besondere Bedeutung im Energiehaushalt des Körpers und den Stoffwechselfunktionen. Dieses spezielle Alkaloid wurde vorher nie gefunden, da der Körper es selbst herstellt und sofort verbraucht. Zu keiner Zeit ist eine für eine Isolation ausreichende Menge an Xeronin im Blut nachweisbar. Xeronin jedoch ist nach Heinicke so maßgeblich an Proteinfunktionen beteiligt, daß wir ohne es sterben würden. Das zeitweise Fehlen von Xeronin im Organismus kann viele Krankheiten und Störungen verursachen.

Umgekehrt kann das Erhöhen der Produktion von Xeronin im Organismus verschiedene Krankheiten heilen und zu einer allgemein besseren gesundheitlichen Verfassung führen.

Heinicke stellte hierzu auch die These auf, daß Xeronin hauptsächlich während des Schlafs hergestellt wird, da der Organismus Zeit benötigt, um das hierzu erforderliche Pro-Xeronin bereitzustellen. Er folgerte, daß man eigentlich gar nicht zu schlafen brauchte, gelänge es, den Organismus permanent mit Xeronin zu versorgen.

Damit der Organismus Xeronin herstellen kann, bedarf es dreier essentieller Komponenten, des Pro-Xeronins, des Enzyms Proxeroninase und einer Energiequelle. Das Pro-Xeronin (eine lange Kette aus Polyäther) muß sich mit dem Enzym Proxeroninase und einigen anderen Substanzen verbinden, damit daraus Xeronin wird. Hierzu sind insgesamt acht biomechanische Schritte notwendig, die der Organismus jedoch zu jeder Zeit unterbrechen kann. Das Bedeutsame an der Nonipflanze ist, daß sich alle notwendigen Substanzen zur Herstellung von Xeronin in ihr befinden. Im menschlichen Organismus sind die notwendigen Komponenten für das Herstellen von Xeronin in der Regel ausreichend vorhanden, bis auf das Pro-Xeronin, das regelmäßig knapp ist.

Unglücklicherweise verringert sich nach Heinicke die Fähigkeit des menschlichen Organismus, Xeronin herzustellen, im Laufe des Alterns. Auch viele Umweltgifte verringern diese Fähigkeit.

Noni, das Pro-Xeronin in erheblicher Menge (ca. den vierzigfachen Wert im Vergleich zur Ananas) enthält, kann hier zur Wende beitragen. Noni ist wohl die beste natürliche Quelle für Pro-Xeronin, die wir gegenwärtig kennen.

Das Isolieren des Alkaloids Xeronin in verschiedenen Formen durch Heinicke wurde mit unterschiedlichen Ansprüchen sowohl 1983 (US Patent

4.409.144) als auch 1985 (US Patent 4.543.212) patentiert (U 2–3) und in einem Fachaufsatz veröffentlicht (H 9).

Diese Entdeckung fand großes Interesse bei Wissenschaftlern aus aller Welt, die seitdem weiter und mit Erfolg an dem Zusammenhang von Inhaltsstoffen der Nonipflanze und ihrer Wirkungen im Stoffwechsel sowie in der medizinischen und pharmazeutischen Anwendung forschen.

Der breiten Öffentlichkeit in den USA wurde dieses Wissen u. a. durch die Lebensmittelwissenschaftler Stephen Story und John Wadsworth vorgestellt, die sich seit 1993 mit Noni beschäftigen und als Mitarbeiter der Fa. Morinda, Inc. wesentlich zur Kommerzialisierung von Produkten aus der Nonipflanze beigetragen haben.

Den Fakten und Thesen von Heinicke und Solomon zu Pro-Xeronin und dem Alkaloid Xeronin habe ich das Kapitel 8 gewidmet.

In der Nonipflanze befinden sich noch gut 140 weitere bislang nicht identifizierte Substanzen, u. a. Anthrachinone und darunter das Damnacanthal.

Natürliche Anthrachinone, die in Noni in Vielzahl vorkommen, regen die Peristaltik an und werden daher gerne als Abführmittel benutzt, sind aber auch teilweise als problematisch im Sinne ihrer mutagenen (z. B. Rubiadin) und manchmal sogar cancerogenen (z. B. Lucidin) Wirkung einzustufen (W 4, W 6–7).

Damnacanthal, so haben japanische Forscher herausgefunden, ist geeignet, die RAS-Funktion in K-ras-Zellen zu deaktivieren. Ohne die RAS-Funktion können viele Tumorzellen nicht entstehen oder weiter wachsen (H 11).

Besondere Bedeutung kommt auch dem Inhaltsstoff Scopoletin zu. Es ist für seine den Blutdruck senkende Wirkung verantwortlich (O 1).

Hauptindikationen für die Anwendung von Noni

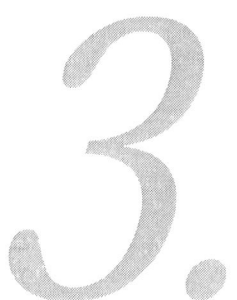

Noni können generell folgende allgemeine Wirkungen zugeordnet werden: Antibakteriell, schmerzlindernd, blutungsstillend, entgiftend, die Atemwege befreiend, entzündungshemmend, abführend, psychisch beruhigend, blutdrucksenkend, blutreinigend und physisch belebend.

Die traditionelle Zuordnung von Wirkungen auf verschiedene Teile der Nonipflanze und ihre geographisch unterschiedliche Anwendung wurden bereits in der Einleitung behandelt.

Am Ende dieses Kapitels findet sich eine alphabetische Aufstellung aller Indikationen, bei denen Noni in irgend einer Weise grundsätzlich geholfen oder zur Besserung beigetragen hat.

Doch nun wenden wir uns den Hauptindikationen und Indikationen und deren besonderen Bedeutung zu.

3.1 Arthritis & Entzündungen

Untersuchungen haben gezeigt, daß Noni nachhaltig in der Lage ist, Gelenkschmerzen, die in Verbindung mit einer Arthritis stehen, zu lindern oder zeitweise sogar ganz zu beseitigen. Eine Ursache für diese Schmerzen ist oft die Unfähigkeit, Eiweißstoffe abzubauen, die kristallartige Ablagerungen an den Gelenkköpfen bilden können. Die Fähigkeit von Noni, den besseren Abbau solcher Eiweißstoffe durch verstärkte enzymatische Funktion zu ermöglichen, mag die Ursache für die häufig festgestellte Linderung der Schmerzen bei dieser Indikation sein.

Hinzu kommt die entzündungshemmende Wirkung von Noni, die den in Noni enthaltenen Alkaloiden und weiteren Substanzen zugeordnet wird (F 4). In Noni enthaltene Sterole sind geeignet, die Entzündungsreaktion und damit auch das Entstehen von Schwellungen zu hemmen. Die antioxidative Eigenschaft von Noni bindet und reduziert freie Radikale, die geeignet sind, die Zellen in den Gelenkbereichen zu schädigen (H 9).

Bei einer Befragung von Dr. Schechter (S 2) und statistischen Auswertung durch Dr. Solomon berichteten 80 % von 673 der in den USA befragter Patienten von einer Verbesserung ihrer Arthritisbeschwerden nach der Einnahme von Noni (S 7–8).

3.2 Infektionen

3.2.1 Bakterielle Infektionen

Besonders effektiven Einsatz findet Noni bei aufgrund einer bakteriellen Infektion entstandenen Harnwegs- und Darmentzündungen. Auf die besondere Bedeutung bei behinderten Personen wird hingewiesen, da diese überproportional von Harnwegsinfektionen betroffen sind und handelsübliche Mittel wegen der verbreiteten Bakterienresistenz gegenüber Antibiotika oft nicht mehr wie erwartet anschlagen.

In diversen Studien haben Wissenschaftler in der ganzen Welt antibakterielle Eigenschaften von Noni festgestellt. Bushnell (B 8) hat die antibakterielle Wirkung von diversen Typen bereits 1950 untersucht.

Oscar Levand (L 4) hat sich 1963 im Rahmen seiner Doktorarbeit mit diesem Thema beschäftigt. Die antibakterielle Wirkung von Noni auf die unterschiedlich untersuchten Organismen hängt jeweils vom Pflanzenteil

Organismus	Reife Frucht	Saft	Mark
Bacillus subtilis	++	+	+
Escherichia coli	++	+	+
Proteus morganii	-	+	+
Pseudomonas aeruginosa	++	+	+
Salmonella montevideo	++	-	-
Salmonella schotmuelleri	++	0	+
Salmonella typhosa	+++	+	+
Shigella dysenteriae	-	+	+
Shigella flexnerii	-	+	+
Shigella paradysenteriae BH	+++	-	-
Shigella paradysenteriae III-Z	++	-	-
Staphylococus aureus	++	+	+

0 = unwirksam,
+ = wirksam, ++ = mittelmäßig wirksam, +++ = hochwirksam
- = nicht untersucht

Tab. 3.1: Antibakterielle Wirksamkeit von Noni-Pflanzenteilen

ab. Noniblätter z. B. haben überhaupt keine antibakterielle Wirkung. Dr. Alexandra Dittmar (D 3) faßte die Ergebnisse der vorgenannten Wissenschaftler 1993 zusammen. In der Tabelle 3.1 sehen Sie eine auf die wesentlichen Pflanzenteile reduzierte Aufstellung.

Die spezielle genotoxische Aktivität des auch in Noni vorhandenen Rubiadins, insbesondere auf *Salmonella typhimurium*, wird von Westendorf in 1992 beschrieben (W 9).

Wesentlich länger ist die genotoxische Aktivität von Lucidin (1,3-dihydroxy,2-hydroxymethyl-9, 10-anthraquinone) bekannt. Sie wurde 1983 von Y. Yasui und N. Takeda speziell auf *Salmonella typhimurium* TA100 und TA98 beschrieben (Y 1).

Im Jahre 1991 konnten von Westendorf und Kollegen auch die u. a. leberkrebsauslösende Wirkung von Lucidin beschrieben werden. Die Wissenschaftler kamen zu dem Ergebnis, daß die therapeutische Anwendung mit Lucidin ein Krebsrisiko darstellen mag (W 8).

Die chinesischen Wissenschaftler Qiao, Wang, Wu, Li und Zhu beschrieben 1990 eine Reihe von Inhaltsstoffen mit antibakterieller Wirkung aus *Morinda cordifolia*.

Insgesamt konnten zwölf Substanzen aus *Morinda cordifolia* isoliert werden, davon neun mittels chemischer und spektroskopischer Methoden, wie folgt bestimmt werden:

I. Alizarin → auch in *Morinda citrifolia*

II. 1-Hydroxy-2-methyl-9,10-anthraquinone

III. 1,3,6- trihydroxy-2-methyl-9,10-anthraquinone-3-O-(6'-O-acetyl)-alpha-L-rhamnosyl(1-2)-beta-D-glucoside

IV. 1,3,6-Trihydroxy-2-methyl-9,10-anthraqinone-3-O-alpha-L-rhamnosyl (1-2)-beta-D-glucoside

V. 1,3,6-Trihydroxy-2-methyl-9,10-anthraquinone-3-O-(6'-O-acetyl)-beta-D-glucoside

VI. 2-Carbomethyoxy-3-prenyl-1,4-naphthohydroquinone di-beta-D-Glucoside

VII. Rubimallin

VIII. beta-Sitosterol → auch in *Morinda citrifolia*

IX. Daucosterol

Darunter ist Substanz V eine bislang unbekannte Verbindung, und die Substanz IX wurde zum ersten Mal in dieser Pflanzengattung gefunden. Die Substanzen III, VI und VII zeigen bestimmte antibakterielle Aktivität (Q 1).

Der aus der reifen Frucht gewonnene frische Saft (nicht der aus den Stengeln oder Blättern) oder mittels Gefriertrocknung der reifen Frucht gewonnenes Pulver für Kapseln oder Brausetabletten sind generell in ihrer antibakteriellen Wirkung ebenbürtig.

Bei dem im Handel befindlichen und zur Haltbarmachung pasteurisierten (also erhitzten) Fruchtsaft der Fa. Morinda, Inc., USA, konnte im Januar 2000 nach Untersuchung durch Prof. Westendorf an der Toxikologischen Abteilung der Universität Hamburg im Gegensatz zu untersuchten Kapselprodukten eine besondere antibakterielle Wirkung nachgewiesen werden.

Der Essigätherextrakt aus dem kommerziell als lebensmitteltauglich vertriebenen Fruchtsaft dieser Firma erwies sich im Laborversuch als cytotoxisch und mutagen. Das bedeutet, daß die Bakterien, die dem Saftextrakt ausgesetzt waren, zum Teil abgestorben sind oder ihre Erbinformation verändert worden ist. Als Verursacher dieser Wirkung kommen Verbindungen aus der Gruppe der Anthrachinone in Betracht, die oft auch in ihrer Form als Glycoside erscheinen. Insbesondere konnte im Rahmen der vorgenannten Untersuchung die Substanz Rubiadin in erhöhtem Maße nachgewiesen werden.

3.2.2 Pilzinfektionen

Pilze im Körper zu haben ist noch keine Krankheit. Hefepilze zum Beispiel gehören, wenn auch in geringer Anzahl, zur normalen Keimflora des Körpers. Pilze gibt es praktisch überall in unserer Umwelt. Wenn heute immer mehr Menschen, besonders Frauen, an Pilzinfektionen leiden, liegt das daran, daß ihr Immunsystem geschwächt ist und die Krankheitserreger nicht abwehren kann. Hier liegt der primäre Ansatz von Noni.

Ein altbekanntes „Haustier" der Menschheit – die Bäckerhefe *Saccharomyces cerevisiae* – ist nicht so harmlos wie bisher angenommen wurde. Der Pilz kann nämlich bei Kindern *Mundinfektionen (Soor)* und bei Frauen *Scheidenentzündungen* hervorrufen.

Wie das Wissenschaftsmagazin „New Scientist" berichtet, untersuchten italienische Forscher Abstriche von 16 Frauen, die an Pilzinfektionen der Scheide litten, ohne daß bei ihnen ein Befall mit dem Pilz *Candida albicans* nachgewiesen werden konnte. Pilzarten der Gattung *Candida* gelten als klassische Erreger dieser Schleimhautentzündungen. Dagegen enthielten die Proben aller 16 Patientinnen Keime der Bäckerhefe *Saccharomyces cerevisiae*.

Die am längsten erprobten Medikamente gegen Pilzinfektionen im Darm und in der Scheide sind Nystatin, Amphotericin B und Natamycin. Es gibt außerdem eine Reihe neuerer systemischer Mittel, wie z. B. Fluoconazol oder Itraconazol.

Eine Anti-Pilz-Behandlung sollte immer auf zwei Säulen stehen: den Medikamenten und einer speziellen Ernährung. Ohne eine solche begleitende Ernährungstherapie können auch die besten Medikamente gegen Pilze wenig ausrichten.

In erster Linie muß eine solche Ernährung den krankmachenden Hefen ihre hauptsächliche Nahrung entziehen: den Zucker. Damit ist nicht nur der gewöhnliche Haushaltszucker gemeint, sondern auch alle alternativen zuckerhaltigen Süßmittel wie Fructose, Honig, Rübensirup, Dicksäfte und Rohrzucker.

Pilzinfektionen durch *Candida albicans* oder seinen besonders hartnäckigen Verwandten *Candida glabrata* und *Saccharomyces cerevisiae* lassen sich begleitend gut mit Noni behandeln, oft sogar mit einem Erfolg innerhalb weniger Tage. Die entzündungshemmende Wirkung von Noni spielt hierbei auch eine nicht unerhebliche Rolle.

Bei der Anwendung von Noni als Fruchtsaft muß berücksichtigt werden, daß handelsübliche Nonisäfte auch Zucker enthalten. Hier bietet es sich an, auf Kapselprodukte oder Brausetabletten auszuweichen, die keinen oder nur wenig Zucker enthalten. Bei Mundinfektionen (Soor) bietet sich zum Spülen jedoch wieder der Saft als erste Wahl an.

3.2.3 Virale Infekte

Über die Wirkung von Noni auf pathogene Viren weiß man noch wenig. Insbesondere bei grippalem Infekten scheint Noni ausschließlich indirekt über seine das Immunsystem anregende Wirkung zu einer Besserung des Krankheitsbildes zu führen.

Allerdings gibt es Berichte von **Hepatitis**-Patienten, deren AST-Werte jeweils von über 3.000 nach der regelmäßigen Gabe von Noni auf normale Werte im Bereich von 60 fielen, und zwar nicht linear, sondern in Sprüngen mit einem zwischenzeitlichen Wiederanstieg der Werte. In einigen Fällen konnte daraufhin auf die bereits angesetzte Lebertransplantation aufgrund der Besserung verzichtet werden.

Hepatitis ist eine entzündliche Viruserkrankung der Leber. Die Symptome umfassen u. a. Appetitlosigkeit, dunklen Urin und manchmal auch Fieber. Unter Umständen vergrößert sich die Leber, und es tritt eine Gelbsucht auf.

Hepatitis gibt es in chronischer und akuter Form. Eine akute Erkrankung kann nach etwa zwei Monaten nachlassen, sie kann aber in seltenen Fällen auch zu einem Leberversagen führen.

Ein chronischer Krankheitsverlauf zieht das Risiko eines dauerhaften Leberschadens nach sich.

Das **Hepatitis-Typ-A-Virus** ist der häufigste Verursacher einer akuten Lebererkrankung, die man früher infektiöse Hepatitis nannte.

Es wird gewöhnlich durch Lebensmittel und Wasser übertragen. Die Erkrankung kann in einer unhygienischen Umgebung sogar zu einer Epidemie führen.

Das **Hepatitis-Typ-B**-Virus ist gegen Sterilisierung der Instrumente im Krankenhaus resistent, und man findet ihn häufig bei Drogenkonsumenten, die Nadeln mit anderen teilen.

Bei der Infektion durch das **Hepatitis-Typ-C**-Virus handelt es sich um eine Form der Lebererkrankung – sie kann mit oder ohne Gelbsucht auftreten – die auch als Posttransfusionshepatitis bezeichnet wird. Der letztgenannte Begriff weist auf eine häufige Ansteckungsmöglichkeit bei dieser Hepatitisform hin.

Weitere Auslöser für eine Hepatitis können sein: Kontakt mit Kohlenstoff-Tetrachloriden, der Giftpilz *Amanita phalloides*, Arsen, und Sulfonamiden. Eine abgeschwächte Form der Hepatitis kann von zwei Arten des Herpes-Virus ausgelöst werden: durch das Cytomegalo-Virus und das Epstein-Barr-Virus.

Hepatitis-Infektionen sind kein Fall für eine Selbstmedikation. Abgesehen von den Vorschriften des Bundesseuchengesetzes sollte so frühzeitig wie möglich ärztliche Behandlung in Anspruch genommen werden. Es schadet auch nicht, bei der routinemäßigen Untersuchung, auch bei bester Gesundheit, das Blut auf Hepatitis-Viren oder Antikörper untersuchen zu lassen.

Der Chinese Ho und sein Team untersuchten 1999 die aus *Morinda cordifolia* isolierten Naphthohydrochinone Furomollugin (1), Mollugin (2) und Rubilacton (3). Die Substanzen (1) und (2) zeigten antivirale Wirkung an menschlichen Hep3B-Zellen, und zwar durch Unterdrücken des Hepatitis-B-Oberflächen-Antigens HBsAg (H 16).

Auf das wegen enger Verwandtschaft zu erwartende Vorhandensein von Molluginen in *Morinda citrifolia* wäre zu prüfen. Die Anwendung von Noni bei Hepatitis-B-Infizierten erscheint nicht ohne Erfolgsaussichten (H 16).

Die darüber hinaus bekannte antivirale Wirkung von Noni gegenüber **Herpes Typ 1** und **Typ 2** sowie **Epstein-Barr** und die Patientenberichte sind ein ernst zunehmendes Argument dafür, Noni auch begleitend als Therapeutikum bei einer Hepatitis-Infektion einzusetzen.

Neben Noni hat auch die Artischocke (*Cynara scolymus*) eine lange Geschichte in der Behandlung vieler Leberkrankheiten. Der aktive Bestandteil in der Artischocke ist Cynarin. Die höchsten Konzentrationen von Cynarin findet man in den Blättern. Cynara-Extrakte haben leberschützende und -regenerierende Effekte gezeigt, und sie fördern den Abfluß der Gallenflüssigkeit.

3.2.4 Befall mit Parasiten allgemein und mit Plasmodien im speziellen

Noni wird in der traditionellen Anwendung erfolgreich bei der Behandlung gegen **Durchfallerkrankungen** eingesetzt, die meist von Parasiten herrühren, die durch verunreinigtes Trinkwasser in den menschlichen Organismus gelangen (E 2, Q 2).

Hauptverantwortlich für den Heilerfolg sind die in Noni vorkommenden diversen Anthrachinone, die bekanntermaßen laxante (abführende) Wirkung haben und so unliebsame Mitbewohner im Darmtrakt auf natürliche Weise entsorgen. Noni eignet sich auch hervorragend dafür, um das geliebte Haustier – Hund und Katze – von solchen Parasiten zu befreien.

Tona und Kollegen haben 1998 an der Universität von Kinshasa (Congo) 45 Pflanzen mit medizinischer Anwendung u. a. auf ihre Wirkung gegen Amöben untersucht. Die stärkste antiamöbische Aktivität wurde bei der Pflanze *Paropsia brazzeana* festgestellt. Aber auch der Familie der *Morinda*, speziell *Morinda morindiodes*, einer nahen Verwandten von *Morinda citrifolia*, wurden gute antiamöbische Eigenschaften attestiert (T 3).

Besonders interessant wird es, wenn wir uns den teilweise lebensbedrohlichen Plasmodien, einzelligen Protozoen (Kleinstlebewesen) mit stark parasitärem Charakter zuwenden. Ihre Pathogenität beruht hauptsächlich in dem Sichhineinbohren in Zellen, insbesondere ins Endothel (die zellige Auskleidung der Innenfläche von Blut- und Lymphgefäßen) und in rote Blutkörperchen.

Der englische Militärarzt Leishman hat bereits um die vorletzte Jahrhundertwende diverse Erreger aus der Gruppe der Plasmodien entdeckt, die nach ihm als Leishmaniosen benannt worden sind. U. a. sind dies *L. Donovani* (Erreger der Kala-Azar, der schwarzen Krankheit), *L. infantum* (Erreger der Kinderleishmaniose), *L. tropica* (Erreger der Orientbeule) und *L. brasiliensis* (Erreger von Espundia, des amerikanischen Utageschwüres, das schon seit Kolumbus' Zeiten bekannt und vornehmlich in Süd- und Mittelamerika verbreitet ist.)

Durch den zunehmenden Flugreiseverkehr ist jedoch auch in unseren nördlichen Breiten die **Malaria** (*mala aria* = böse Luft) ein besonderes Thema geworden. Auch hier sind die Verursacher Kleinstlebewesen aus der Gruppe der Plasmodien:

• *Plasmodium falciparum* als Erreger der *Malaria tropica*
• *Plasmodium vivax* und *Plasmodium ovale* als Erreger der *Malaria tertiana*
• *Plasmodium malariae* als Erreger der *Malaria quartana.*

Die Chemoprophylaxe (Vorbeugung mit Medikamenten) erfolgt heutzutage meist mit Chloroquin (Resochin®) in Kombination mit Proguanil (Paludrine®) oder, in Gebieten mit erhöhter Resistenz der Erreger gegen Chloroquin, mit Mefloquin (Lariam®).

Neue Erkenntnisse zur Wirkung von diversen aus *Morinda lucida*, einer nahen Verwandten von *Morinda citrifolia*, gewonnenen Anthrachinonen gegen das Wachstum von Plasmodien stammen von Lemmich und Kollegen aus dem Jahre 1999. Die Wissenschaftler konnten feststellen, daß in vitro das Wachstum u. a. von *Plasmodium falciparum* (dem Erreger der *Malaria tropica*) unterbunden wurde. Sie bescheinigen den aus der Gattung *Morinda* extrahierten Anthrachinonen antileishmanische und Antimalaria-Aktivität (L 3).

Dediziert auf *Morinda citrifolia* wurde meines Wissens noch nicht auf antileishmanische und Antimalaria-Aktivität untersucht. In *Morinda citrifolia* kommen jedoch die gleichen und weitere ähnliche Anthrachinone vor wie in *Morinda lucida*, so daß auch hier antileishmanische und Antimalaria-Wirkung mit großer Wahrscheinlichkeit zu erwarten ist.

3.2.5 Noni als Ersatz für allopathische Antibiotika?

Noni ist kein genereller Ersatz für hochwirksame allopathische Antibiotika. Jedoch macht es Sinn, indikationsabhängig bei leichtem Krankheitsverlauf oder bei Resistenz mit natürlich vorkommenden Antibiotika zu behandeln. Wir kennen alle auch die u. a. antibakterielle Wirkung der bei uns heimischen Zwiebel und des Knoblauchs.

Die bekannten in der Medizin benutzen Antibiotika verlieren zunehmend ihre Wirkung, da Bakterien mit der Zeit gegen diese immun werden. Deswegen ist es insgesamt besser, mit gezielt wirksamen, auch natürlichen Antibiotika zu behandeln, als mit einem Breitbandantibiotikum vorzugehen. Wenn es die Zeit erlaubt, sollte immer zuerst der oder die Erreger bestimmt werden und dann gezielt behandelt werden.

Hochwirksame Antibiotika vernichten nicht nur pathogen wirkende Bakterien, sondern leider auch oft nützliche, wie das *E. coli*.

Bei häufigem Einsatz von Antibiotika empfiehlt es sich im Anschluß oder auch bereits während der Behandlung mit Probiotika zu behandeln, um den gesundheitsförderlichen Bakterienstämmen Lebensraum zurückzugeben.

Lactobacillus acidophilus, Bifidophilus etc. sind z. B. nützliche Bakterien. Probiotische Bakterien finden sich frei zugänglich u. a. in vielen Joghurtsorten. Diese eignen sich meist hervorragend, um die gesunde bakterielle Darmflora nach einer Behandlung mit Antibiotika wieder herzustellen. Eine bewährtes und zu empfehlendes Probiotikum ist das Präparat Perenterol®, der Thiemann Arzneimittel GmbH. Es enthält den Wirkstoff *Saccharomyces boulardii.*

3.3 Schmerzen

3.3.1 Schmerzen allgemein

Neben der traditionell überlieferten analgetischen (schmerzlindernden) Wirkung von Noni wurde diese von Heinicke (H 9) 1985 bestätigt und von ihm behauptet, Xeronin wirke auch als Schmerzkiller. Wissenschaftlich bestätigt wurde die analgetische Wirkung jedoch erst im Jahre 1990 durch französische Wissenschaftler am Laboratoire de Pharmacognosie an der Universität in Metz (Y 4). Sie erforschten die analgetische Wirkung eines wäßrigen Extraktes der Noniwurzel mittels zweier Testverfahren an Mäusen.

Es zeigte sich eine signifikante und dosisabhängige Schmerzlinderung durch die Gabe des Extraktes. Der Effekt wurde zudem durch die antagonistische Wirkung von Naloxon (ein Gegenmittel zu Morphium, das zum Neutralisieren bei einer Überdosis von Morphium eingesetzt wird) bestätigt. Zudem wurde eine sedative (beruhigende) Wirkung festgestellt. Nach Aussage der französischen Forscher erreicht Noni bis zu 75 % der schmerzstillenden Wirkung von Morphium. Im Gegensatz zu Opiaten entwickeln die in Noni enthaltenen Stoffe kein Suchtpotential.

Heinicke berichtet in einer im Jahr 1996 veröffentlichten Tonbandaufzeichnung von einem Darmkrebspatienten, der nach der regelmäßigen Einnahme von Noni schmerzfrei leben konnte.

Nach Dr. Schechters und Dr. Solomons Auswertungen konnten bei 87 % von 3785 befragten Patienten, die Noni zur Schmerzlinderung einnahmen, Linderung notiert werden (S 2–3, S 7–8).

3.3.2 Kopfschmerzen und Migräne

Warum Noni vielen Patienten außer von der schon beschriebenen allgemeinen analgetischen Wirkung auch bei Kopfschmerzen und Migräne hilft, ist derzeit noch unklar.

Es wird vermutet, daß bestimmte Stoffe in Noni in der Lage sind, die Energieausbeute aus dem Binden und Entkoppeln von Wasserstoff zu erhöhen.

Dies würde dem Organismus eine bessere Verbrennung und damit ein optimales Funktionieren der Zellen und ihrer Regeneration ermöglichen. Hierbei scheint das Xeronin auch eine wesentlichen Einfluß zu haben, womit sich der Kreis zu den Ergebnissen, Theorien und Postulaten von Heinicke wieder schließt.

3.3.3 Schmerzen (Fibromyalgie)

Die mit der Krankheit Fibromyalgie einhergehenden Muskelschmerzen konnten in einigen Fällen erheblich gelindert werden, insbesondere dann, wenn lange Behandlungen u. a. mit Advil und Steroiden erfolglos verlaufen sind.

Ergänzend zu Noni hat sich bei Fibromyalgie-Patienten auch die abendliche Gabe des natürlichen Schlafhormons Melatonin bewährt. Abgesehen vom dem mit dieser Krankheit üblicherweise einhergehenden ungesunden Schlafmangel, scheint hier wiederum ein Zusammenhang mit der These von Heinicke zu bestehen, wonach Xeronin hauptsächlich während des Schlafs gebildet wird.

Die allgemeine Verbesserung der Stoffwechselfunktionen durch Noni ist sicher auch eine Komponente, die Fibromyalgie-Patienten besonders zu Gute kommt.

3.4 Herz, Blut und Kreislauf

Hoher Blutdruck ist eine weit verbreitete Zivilisationskrankheit. Die den Blutdruck senkende Eigenschaft von Noni wurde im Rahmen der Beschreibung der Hawaiianischen Volksmedizin bereits im Jahre 1934 von Handy (H 2) dokumentiert und von Tabrah 1966 wissenschaftlich beschrieben (T 1) sowie in der Studie von Dr. Schechter nachvollzogen.

Bei 87 % von insgesamt 721 Patienten, die Noni zur Blutdrucksenkung einnahmen, stellte sich die gewünschte Reduzierung des Blutdrucks ein (S 2–3). Auch Heinicke (H 8) und McBride (M 2) bestätigen die blutdrucksenkende Wirkung.

Eine wesentliche Ursache für diese Wirkung ist das Scopoletin, das erstmals in 1993 von Wissenschaftlern an der Universität von Hawaii aus Noni isoliert werden konnte. Zuvor, im Jahre 1983, wurde Scopoletin schon aus der Frucht von *Tetrapleura tetraptera* isoliert und der Mechanismus der blutdrucksenkenden Wirkung bei Ojewole beschrieben (O 1).

Einfach erklärt ist Scopoletin in der Lage, verengte Blutgefäße wieder zu weiten. Dadurch wird bei fallendem Blutdruck nicht mehr soviel Muskelleistung des Herzens benötigt, um das Blut zu transportieren. Darüber hinaus ist Scopoletin in der Lage, Serotonin zu binden.

Mit Noni ist es jedoch nur möglich, erhöhten Blutdruck zu senken, nicht jedoch normalen Blutdruck weiter zu verringern. Die eng mit Noni verwandte Pflanze *Morinda cordifolia* ist in der indischen und aryurvedischen Medizin bekannt für ihre entzündungshemmende, das Immunsystem stimulierende und das Blut reinigende Wirkung (T 3). Pandey, ein indischer Wissenschaftler, und sein Team haben 1994 die entgiftende Wirkung des Noni-Pflanzenextrakts bei mit Cumene-Hydroperoxid vergifteten Ratten untersucht und beschrieben (P 1).

Heinicke hat die entgiftende Wirkung von Xeronin an Mäusen ausprobiert, indem er ihnen gleichzeitig das starke Nervengift Tetrodotoxin und Xeronin verabreichte.

Für eine Vergiftung mit Tetrodotoxin war bislang kein Gegenmittel bekannt. Heinickes Hypothese war, daß Tetrodotoxin die körpereigenen Alkaloide daran hindert, die Rezeptoren zu aktivieren, indem es sich an deren Stelle andockt. Wenn diese Hypothese richtig wäre, dürften keine Vergiftungserscheinungen auftreten. Alle Mäuse, die nur Tetrodotoxin erhielten, starben innerhalb einer Minute. Alle anderen, die sowohl Tetrodotoxin als auch Xeronin erhielten, überlebten (U 2).

Generell ist Noni reich an Glycosiden, die bekanntermaßen bei der Behandlung von diversen Herzkrankheiten eingesetzt werden. Ich werde dieses Thema voraussichtlich in einer Folgeauflage zu diesem Buch aufgreifen, wenn bis dahin konkrete Zusammenhänge von Noni und speziellen Herzerkrankungen festgestellt worden sind. Bislang sind mir nur die Auswertungen von Dr. Schechter und Dr. Solomon bekannt, die bei 80 % von 1058 Personen, die Noni zur Linderung der Symptome von Herzerkrankungen oder Herzschwäche eingenommen haben, eine Verringerung der Beschwerden ausweisen (S 1–3, S 7–8).

3.5. Depressionen und allgemeines Wohlbefinden

Depressionen sind leider weit verbreitet und inzwischen endlich auch als ernsthafte Erkrankung anerkannt.

Sie beruhen häufig auf Stoffwechselstörungen und sind damit körperlich begründet. Der Hirnstoffwechsel wird bei Depressionen durch die Veränderung bestimmter Botenstoffe gestört.

Oft werden Depressionen nicht als solche erkannt, da sie mit anderen körperlichen Beschwerden wie z. B. Schmerzen, Schlafstörungen, Appetitlosigkeit einhergehen, ja sogar überdeckt und gewissermaßen verschleiert werden. Dementsprechend werden in der Regel zunächst diese Symptome behandelt, ohne die eigentliche Ursache, die durch Stoffwechselstörung verursachte Depression, zu beachten und auf sie näher einzugehen.

Die von Heinicke (H 9) postulierte und von Elliot 1987 (E 2) bestätigte antidepressive Wirkung von Noni spiegelt sich auch in den Auswertungen von Schechter und Solomon wider. 79 % von 3716 Personen, die Noni zu dem Zweck einnahmen, ihr allgemeines Wohlbefinden zu steigern, konnten positive Veränderung bestätigen.

Das nach Heinicke in Noni enthaltene Pro-Xeronin und die Proxeroninase, das im Körper zu dem lebenswichtigen Xeronin verarbeitet wird, ist ursächlich für die Eigenschaft von Noni, generell Stoffwechselfunktionen zu verbessern oder nicht mehr stattfindende Stoffwechselfunktionen wieder in Gang zu setzen.

Noni setzt daher nicht bei speziellen Fehlfunktionen im Stoffwechsel ein, sondern schon früher bei enzymatischen Reaktionen in den Zellen, dem Stofftransport und der Synthese weiterer lebenswichtiger Stoffe. Auf diese Weise ist der Körper in der Lage, viele Fehlfunktionen aus eigener Kraft zu beheben.

Der chinesische Wissenschaftler Cui und sein Team konnten 1995 aus *Morinda officinalis* Substanzen mit antidepressiver Wirkung isolieren (C 3).

3.6 Immunschwäche und Autoimmunerkrankungen

Bestimmte Alkaloide haben die Fähigkeit, Phagozyten, die als weiße Blutkörperchen vorhandenen Makrophagen (Fresszellen) und Lymphozyten in erhöhtem Maße anzuregen, Fremdorganismen und krankhaftes eigenes Körpermaterial zu absorbieren. Nach der Theorie von Heinicke wird auch dem Alkaloid Xeronin diese Eigenschaft zugeordnet.

Es wurde festgestellt, daß Noni die Produktion von T-Zellen anregt, die eine zentrale Rolle im Verteidigungssystem des menschlichen Organismus einnehmen.

Die von bioaktiven Komponenten in der gesamten Nonipflanze oder bestimmten Pflanzenteilen ausgehende antibakterielle Wirkung wurde bereits erörtert. Darüber hinaus wurde festgestellt, daß die in Noni enthaltene Substanz Damnacanthal in der Lage ist, das frühe antigene Stadium des Epstein-Barr-Virus zu blockieren.

Positive Wirkung von Noni konnte in Einzelfällen bei folgenden das Immunsystem schwächenden Krankheiten festgestellt werden: Chronische Pilzinfektionen z. B. durch **Candida** und Viruserkrankungen wie z. B. **Herpes Typ 1 und 2**, **Epstein-Barr** und **HIV**.

Zu HIV-Infizierten ist zu sagen, daß Noni sicher in der Lage ist, die allgemeine Konstitution zu verbessern. Eine direkte antivirale Wirkung auf HIV-Stämme ist bislang nicht bekannt.

Bei den Autoimmunerkrankungen wurden bei rheumatischer **Arthritis**, **Psoriasis**, **Lupus** und **Diabetes mellitus Typ 2** nach Einnahme von Noni symptomatische Verbesserungen verzeichnet. Studien, welche die Wirkung von Noni auf spezielle Autoimmunerkrankungen wissenschaftlich belegen, liegen derzeit nicht vor.

3.7 Hormonstörungen

Hormonstörungen, insbesondere bei Frauen im Klimakterium und der Menopause lassen sich durch die Gabe von Noni positiv beeinflussen. Das gleiche gilt für den Mann in den Wechseljahren. Die verringerte Produktion von körpereigenen Hormonen mit fortschreitendem Alter geht einher mit dem natürlichen Alterungsprozeß. Noni kann die fehlende Hormonkonzentration durch Stimulation des Zellstoffwechsels für eine gesteigerte Eigenproduktion von Hormonen teilweise ausgleichen. Regelbeschwerden bei Frauen werden durch Noni weitgehend gelindert, einhergehende Unterleibsschmerzen durch die analgetische Wirkung oft vollständig beseitigt.

Beschwerden durch allgemeinen, altersbedingten Hormonmangel, insbesondere in und nach den Wechseljahren, lassen sich zudem durch die Zugabe von **DHEA**, **Pregnenolon** und auch **Melatonin** ausgleichen. Das Hormon Pregnenolon steht ganz am Anfang der Biosynthese der Steroidhormone im endokrinen System. Aus Pregnenolon gewinnt der menschliche Organismus sowohl Progesteron, daraus Kortison, als auch DHEA und daraus Östradiol/Östrogene und Testosteron, die weiblichen bzw. männlichen Sexualhormone. In vielen Fällen macht es daher Sinn, vom Ursprung her mit Pregnenolon oder DHEA zu substituieren, um die körpereigene Neubildung wesentlicher Hormone ihm Rahmen der natürlichen Entstehungskette zu unterstützen. Das unangenehme Spritzen von Östrogenen etc. bei Frauen in den Wechseljahren kann z. B. durch orale DHEA-Substitution entfallen.

Die in den letzten Jahren entwickelte 7-keto-Variante des DHEA hat die gleiche Wirkung, wie das bislang bekannte DHEA, jedoch können aus 7-keto-DHEA nicht mehr unerwünscht Sexualhormone gebildet werden. Die bei hohen Dosen DHEA manchmal auftretende Nebenwirkung des Bartwuchses (DHEA konvertiert u. a. zu Testosteron, dem männlichen Sexualhormon) bei Frauen entfällt bei 7-keto-DHEA.

Hinweis: Ein geringer Hormonspiegel z. B. von DHEA kann aber nicht nur altersbedingte Ursachen haben, sondern gerade bei jüngeren Personen auf das Vorhandensein eines Hirntumors oder einer Zyste in der Nähe der Hirnanhangdrüse hinweisen. Hierauf sollte geachtet werden, wenn der DHEA-Spiegel, der leicht durch eine Blutuntersuchung (DHEA-S-Test) ermittelt werden kann, weit unter Norm liegt.

41

3.8 Neurodermitis und Hautkosmetik

Neurodermitis hat viele Namen: **atopisches Ekzem**, atopische Dermatitis (AD), endogenes Ekzem, *Neurodermitis constitutionalis, Neurodermitis atopica* oder Prurigo Besnier.

„Atopie" (griechisch = am falschen Platz) bedeutet eine gewisse vererbte Veranlagung zur Überreaktion auf bestimmte Umweltstoffe (Allergene). Diese Überreaktion wird durch eine erhöhte oder vorschnelle Ausschüttung chemischer Überträgerstoffe (Mediatoren) des Immunsystems verursacht. Atopie kann sich manifestieren als:

* „Heuschnupfen" (allergische Rhinitis)
* Asthma
* Augenentzündung (allergische Konjunktivitis) und eben als
* **atopisches Ekzem (Neurodermitis)**.

Die aufgeführten Erkrankungen können einzeln oder zusammen auftreten. Wie erwähnt ist die Veranlagung zur Atopie genetisch bedingt. Daher kommen Atopien (wie auch Allergien) familiär gehäuft vor. Und die Wahrscheinlichkeit, eine atopische Erkrankung zu entwickeln, hängt unter anderem davon ab, ob ein Elternteil oder sogar beide Eltern Atopiker sind oder eine Veranlagung hierzu haben.

Ursachen – Genetik: Daß die Genetik, d. h. die Vererbung von den Eltern auf die Kinder, eine große Rolle für die Entstehung einer Atopie spielt, ist unbestritten. Dies haben beispielsweise Zwillings- und Familienstudien gezeigt. Die Atopie läßt sich allerdings bis heute nicht einem einzelnen Gen zuordnen.

Es gibt derzeit keinen einfachen „Gentest", mit dem man feststellen könnte, ob man Neurodermitis hat oder bekommen wird. Allerdings wurden schon einige „Kandidaten"-Gene identifiziert, die für die Atopie zumindest mitverantwortlich sein könnten.

Ursachen – Umweltfaktoren: Als Faktoren, die krankheitsauslösend sein könnten, werden diskutiert: Eine Zunahme der Luftschadstoffe, ein verändertes Wohnverhalten, vermehrte Allergen-Exposition (Haustiere und ganz besonders Hausstaubmilben) Ernährungsgewohnheiten und Rauchgewohnheiten etc.

Festzustehen scheint auch, daß Neurodermitis mit dem Sozialstatus zusammenhängt: In sozial höher gestellten Familien tritt das atopische

Ekzem häufiger auf. Im übrigen werden Neurodermitiker – das ist ein kleiner Trost für alle, die an dieser Krankheit leiden – auch als überdurchschnittlich intelligent beschrieben.

Die Ernährung der Mutter während der Schwangerschaft hat nach derzeitigem Wissen keinen Einfluß, wohl aber die Ernährung während der Stillzeit oder die Ernährung des Säuglings während der ersten Lebensmonate. Rauchen, insbesondere während der Schwangerschaft und Stillzeit, scheint ebenfalls das Entstehen einer Neurodermitis zu begünstigen.

Die Haut des Neurodermitikers weist folgende Störungen auf:
- unzureichende Hautfettung
- verringerter Wasser- und Harnstoffgehalt der Haut
- verminderte Hautdurchblutung
- verminderte Abwehr gegen Infektionen der Haut
- zu starkes oder zu schwaches Schwitzen
- erhöhte Empfindlichkeit gegen unspezifische mechanische und chemische Reize wie Staub, Seife, Kleidung und eigenen Schweiß sowie Witterungsabhängigkeit
- Entzündungen und Juckreiz

Im akuten Neurodermitis-Schub stellen Kortikoide (Kortison, auch Glukokortikoide oder Kortikosteroide genannt) die Standardtherapie dar. Kortison ist ein körpereigener Stoff, der bei jedem Menschen in der Nebennierenrinde gebildet wird. Die Hauptwirkung von Kortison ist das Vermindern der Entzündung. Um die bei Dauergabe negative Wirkung von zugeführtem Kortison zu umgehen, kann auch alternativ das Hormon Pregnenolon verabreicht werden, das körperintern teilweise zu Kortison umgewandelt wird.

Zudem führt bei den meisten Neurodermitikern Sonnenbestrahlung oft zu einer Besserung der Ekzeme. Ultraviolette Strahlung (UV-Strahlen) hat einen günstigen Einfluß auf den Krankheitsverlauf und werden auch therapeutisch genutzt.

Noni hat sich in der traditionellen Anwendung als entzündungshemmendes Mittel bewährt, greift positiv in den Zellstoffwechsel ein und regt das Immunsystem an. Noni eignet sich sowohl als alternatives Mittel bei akuter Neurodermitis als auch zur Prophylaxe.

Es gibt einige Beispiele, in denen kaum mehr therapierbare Neurodermitis-Fälle im Laufe weniger Monate durch regelmäßige Einnahme von Noni geheilt werden konnten. Der Fall des kleinen Jungen Stefan ist in Kapitel 5 (Anwenderberichte) ausführlich beschrieben.

Von besonderer Bedeutung – auch in den chronischen, ekzemfreien Phasen – ist die Basispflege, das heißt Eincremen der Haut, mindestens zweimal täglich, mit einer ausreichend fettenden Creme oder Salbe als Basistherapeutikum oder allgemein zur Prophylaxe:

Fettsalbe stark fetthaltig, z. B. für Hautrisse

Salbe wasserabstoßend, fetthaltig, W/O, Lipolotio, Basispflege für trockene Haut

Cresa Mischung aus Creme und Salbe

Creme wenig fetthaltig, sehr flüssig, O/W, Hydrolotio nässendes Ekzem, z. B. bei Säuglingen

Lotio noch weniger Fett, sehr flüssig nässendes Ekzem, zum Ablösen von Schuppen

Nicht geeignet sind:

Öle: Fette Öle (z. B. Olivenöl, Mandelöl) sind flüssige Glyceride mittelkettiger, z. T. ungesättigter Fettsäuren. In der Dermatologie werden aber nicht nur diese fetten Öle als „Öle" bezeichnet, sondern auch Kohlenwasserstoffe (dickflüssiges Paraffin), die aus der Erdöldestillation gewonnen werden, sowie natürliche (Jojobaöl DAC 1986) oder synthetische Wachse (Isopropylmyristat). Konsistenz und Anwendungsgesichtspunkte dieser Grundlagen sind vergleichbar. Diese „öligen Lösungen" haben fettende, erweichende Eigenschaften und dienen zum Entfernen von Salbenresten, Krusten und Hautauflagerungen.

Vaseline: Weißes Vaselin (*Vaselinum album*) ist ein Gemisch gereinigter, gebleichter, vorwiegend gesättigter Kohlenwasserstoffe aus der Erdöldestillation. Die gleiche Wirkung hat gelbes Vaselin (*Vaselinum flavum* DAC), welches einen schwachen Geruch nach Mineralöl hat. Vaseline ist eine wasserfreie Fettgrundlage, die nicht mit Wasser mischbar ist. Es zieht nicht in die Haut ein, verbleibt als Fettfilm und ist nicht abwaschbar.

3.9 Krebsleiden

3.9.1 Krebs und Noni im allgemeinen

Vorweg muß einerseits festgestellt werden, daß Noni nicht das universell wirkende Mittel gegen oder bei Krebserkrankungen ist, wie es häufig in der Werbung für Noni dargestellt und unterstellt wird. Es macht auch keinen Sinn, hier falsche Hoffnungen zu wecken.

Andererseits gibt es sowohl Forschungsarbeiten, die auf krebshemmende Substanzen in Noni aufmerksam gemacht haben, als auch den praktizierten Einsatz von Alkaloiden, z. B. dem Vinka-Alkaloid Vinorelbin, und Substanzen aus der Anthrachinonfamilie z. B. Mitoxantron in der Behandlung diverser Krebserkrankungen (K 4 und allgemeine Informationen des Tumorzentrums in München).

Das Vorhandensein von Alkaloiden und diversen Anthrachinonen mit zytostatischer Wirkung in Noni läßt daher eine mögliche positive Wirkung auf die Remission (Rückbildung) von Tumoren nicht abwegig erscheinen.

Zudem spielt die das Immunsystem anregende und schmerzstillende Eigenschaft von Noni eine Rolle bei der Behandlung von Krebspatienten.

Die Anwendung von Noni in der Krebstherapie oder Krebsprophylaxe ist daher sehr differenziert zu betrachten und zu bewerten.

3.9.2 Was ist eigentlich Krebs?

Die Bezeichnung „Krebs" steht für eine große Gruppe ganz unterschiedlicher Erkrankungen, die eines gemeinsam haben: die **unkontrollierte Teilung von Zellen eines Organs oder Gewebes**. Was daraus entsteht, ist ein Tumor, zu deutsch Geschwulst.

Bösartige Tumoren zeichnen sich dadurch aus, daß sie der normalen Wachstumskontrolle des Organismus entzogen sind. Die „entarteten" Zellen vermehren sich ungebremst. Sie wachsen in umliegendes Gewebe ein und zerstören es, können in Blutbahnen und Lymphgefäße eindringen und mit dem Blut- und Lymphstrom in andere Körperorgane gelangen. Dort können sie sich ansiedeln und erneut vermehren. Es entstehen Tochtergeschwulste (Metastasen).

Wie es dazu kommt, daß normale Zellen oder bestimmte gutartig veränderte Zellen sich in Krebszellen verwandeln, ist in den Einzelheiten noch

45

nicht vollständig geklärt. Wissenschaftler konnten aber herausfinden, daß prinzipiell eine Anhäufung von krebsfördernden Veränderungen im Bau- und Betriebsplan der Zellen, dem **Erbgut**, dafür verantwortlich ist. Nach dessen Anweisungen wächst und lebt eine Zelle, erneuert sie ihre Bestandteile und stellen bestimmte Zellen auch Bauteile für eine Zellteilung her. Bei der Zellteilung entstehen aus einer Zelle mindestens zwei Zellen mit gleichem Erbgut.

Durch eine Vielzahl kontrolliert ablaufender Zellteilungen ist letztlich auch der Körper als Ganzes entstanden. Der Körper ist jedoch nichts Festgelegtes, sondern im Laufe des Lebens sterben ständig Zellen ab. Es werden neue mit Hilfe der Zellteilung gebildet. Dies ist ein ganz natürlicher Vorgang.

Das Erbgut stammt jeweils zur Hälfte vom Vater und von der Mutter und befindet sich im Innersten einer Zelle, dem Zellkern. Der Fachausdruck für einen der vielen Teilbaupläne des Erbguts heißt **Gen**. Die Gene in den Zellen des Körpers sind im Laufe des Lebens vielen Einflüssen ausgesetzt und können dabei verändert werden. Einige Veränderungen wirken sich merklich aus, andere nicht. Der Körper hat wirkungsvolle Kontrollmechanismen, um erkennbar veränderte Zellen auszuschalten.

Es kann aber vorkommen, daß eine Zelle mit einer krebsbegünstigenden Veränderung der Kontrolle entgeht und sich durch Teilung ungesteuert vermehren kann. Sie gibt die Genveränderung an „Tochterzellen" weiter. Bei den Tochterzellen können andere krebsbegünstigende Veränderungen hinzutreten.

Häufen sich auf diese Weise über verschiedene „Generationen" hinweg mehrere krebsfördernde Veränderungen in den „Nachkommen" an, so kann auf diese Weise schließlich eine Krebszelle entstehen. Heute weiß man, daß die Ursache für die Entstehung von Krebs in einer **Veränderung im Erbgut von Körperzellen** liegt, die zur Fehlsteuerung des Wachstums führt, allerdings einer, die nicht zu einer Mutation im Sinne der besseren Anpassung an die Umwelt führt, sondern zu einer, die zu einem unkontrollierten Zellwachstum ausartet.

In der Regel müssen viele Faktoren, äußere und innere, zusammenwirken, um eine Zelle in eine Krebszelle umzuwandeln. Sowenig es *den* Krebs gibt, sowenig kann man auch von *der* Krebsursache sprechen. Eine Komponente der äußeren Ursachen sind u. a. bekannte mutagen wirkende Substanzen. Die gemeinsame Endstrecke dieser Schädigungen und Störungen ist jedoch immer eine Veränderung von Kontrollgenen des Zellwachstums, was zu ungeregelter Zellteilung und Verlust gewebetypischer Eigenschaften führt.

Äußere Einflüsse, die zur Auslösung einer Krebserkrankung beitragen können, wie beispielsweise Tabakrauch, die ultravioletten Strahlen der Sonne, radioaktive Strahlung, bestimmte Schimmelpilze auf Lebensmitteln, Fehlernährung, einige Virusinfektionen oder manche Chemikalien, können nicht allein verantwortlich gemacht werden.

Oft spielt auch eine bestimmte **Veranlagung** eine Rolle – eine Anfälligkeit für die Wirkung schädigender Einflüsse oder eine Schwächung der Fähigkeit des Körpers, entstandene Schäden am Erbgut der Zellen zu reparieren.

Auch das **Immunsystem**, das für die Erkennung und Beseitigung körperfremder und abnormer Elemente – z. B. Bakterien, aber auch Krebszellen – zuständig ist, spielt eine Rolle bei Entstehung und Verlauf mancher Krebserkrankungen.

Ist die Abwehr gestört, so können auch Krebszellen ungestörter wachsen. Wesentlich für die Schädlichkeit krebsfördernder Einflüsse ist auch die **Dauer des Einwirkens**. Zusammen mit der Abnahme der Reparaturfähigkeiten des menschlichen Organismus im Alter ist dies einer der Gründe dafür, daß Krebserkrankungen bei älteren Menschen wesentlich häufiger sind als im jüngeren Lebensalter.

3.9.3 Krebsprophylaxe und Antitumortherapie mit Noni?

Die Wissenschaftlerin Annie Hirazumi beschäftigt sich seit Jahren mit ihrem Team an der Universität von Hawaii mit der Antitumorwirkung von Noni (H 10, H 12–14). Bereits 1992 berichtete sie in ihrer Veröffentlichung „Anti-Tumor Activity of Morinda citrifolia on Intraperitoneally Implanted Lewis Lung Carcinom in Mice" Erstaunliches:

Labormäusen, denen ein Lungenkarzinom implantiert wurde und die mit Nonifrucht gefüttert wurden, lebten mehr als doppelt so lang wie ihre Leidensgenossen ohne Noni-Gabe. 40 % der mit Noni gefütterten Mäuse lebten sogar noch über 50 Tage länger, eine vergleichsweise lange Zeit für Mäuse, die an einem Lungenkarzinom litten.

Die Versuche wurden mehrmals wiederholt und jedes Mal zeigte sich, daß durch die Fütterung mit Nonifrucht jeweils die Überlebenszeit erheblich verlängert werden konnte. Die Überlebenszeit konnte noch weiter durch die zusätzliche Anwendung klassischer Krebstherapie mit bekannten Substanzen, wie Adriamycin, Cisplatin, 5-Fluorourcil oder Vincristin verlängert werden.

Einige Jahre später (1999) wurde von Hirazumi eine der möglichen Erklärungen für das eben beschriebene Ergebnis geliefert. Sie fand im Nonisaft eine das Immunsystem stimulierende polysaccharidreiche Substanz mit Antitumor-Aktivität, die sie Noni-ppt nennt.

Verlängerte Überlebenszeit und sogar Heilung von an Lungenkrebs erkrankten Labormäusen traten auf, insbesondere, wenn Noni-ppt kombiniert mit den o. g. Chemotherapeutika eingesetzt wurde. Hirazumi empfiehlt daher Noni-ppt konzentriert oder hilfsweise den Saft ergänzend zur klassischen Krebstherapie einzusetzen (H 14).

Weitere Untersuchungen führten zu der Theorie, daß einzelne Substanzen in Noni in der Lage sind, T-Zellen zu aktivieren. Dies würde erklären, warum Noni so erfolgreich bei Infektionskrankheiten eingesetzt werden kann und auch bei anderen, das Immunsystem schwächenden Krankheiten signifikante Verbesserungen bringt.

In der mit Noni eng verwandten Pflanze *Morinda cordifolia* wurden 1992 von dem Japaner Morita und seinen Kollegen Substanzen aus der Gruppe der bicyclischen Hexapeptide mit potenter Antitumorwirkung gefunden. Sie wurden mit RA-XI, -XII, -XIII und -XIV bezeichnet (M 8). Es würde nicht überraschen, diese Substanzen auch in *Morinda citrifolia* zu finden.

Advankar isolierte 1992 eine Substanz aus *Morinda cordifolia*, die er RC-18 nannte. Im einem Experiment in vivo konnte er besondere Antitumorwirkung und insbesondere eine signifikante Lebensverlängerung bei Betroffenen mit Leukämie P388, L1210, L5178Y und mit einem B-16-Melanom feststellen. Advankar nimmt an, daß sich aus RC-18 ein wirksames Krebsmittel entwickeln läßt.

RC-18 ist nicht identisch mit dem von Hirazumi isolierten Noni-ppt, da es keine Wirkung beim Lewis Lungenkarzinom und bei Sarcoma 180 zeigt. Dennoch wäre es sinnvoll, auch *Morinda citrifolia* auf das nicht unwahrscheinliche Vorhandensein von RC-18 zu prüfen (A 3).

Der japanische Wissenschaftler Hiramatsu und seine Kollegen an der Keio Universität in Yokohama, Japan, entdeckten 1993 die unterdrückende Wirkung der RAS-Funktion in K-rasts-NRK-Zellen des Anthrachinons Damnacanthal, einer Substanz, die in der Nonifrucht und ihrem Saft nachgewiesen ist. (H 11). Ohne RAS-Funktion können sich bestimmte Krebszellen nicht weiter teilen.

Es wird vermutet, daß die Gene in Zellen mit einem Vorstadium von Krebs sich bei Vorhandensein von Damnacanthal noch so verhalten, als wären sie gesund, also nicht damit beginnen, sich unkontrolliert zu teilen.

Zwei Jahre später fanden der Immunologe Faltynek und seine Kollegen in den USA die für das Immunsystem bedeutsame Hemmwirkung der p56lck-Tyrosin-Kinase-Aktivität durch Damnacanthal (F 2). Siehe hierzu auch die Arbeiten von Hiwasa aus dem Jahre 1999 (H 14).

Nach Auswertung der Studie von Schechter und Solomon berichten 67 % von 847 befragten Krebspatienten von einer symptomatischen Verbesserung nach der Einnahme von Noni (S 2–3, S 7–8).

3.9.4 Zusammenfassung – Noni und Krebsbehandlung

Das von Hirazumi aus Noni isolierte polysaccharidreiche Noni-ppt und seine lebensverlängernde Wirkung im Tierversuch mit an Lungenkrebs erkrankten Mäusen und die Entdeckung der Hemmwirkung der RAS-Funktion durch das auch in Noni vorkommende Damnacanthal durch Hiramatsu weisen deutlich auf Anwendungsmöglichkeiten von Noni in der Krebsprophylaxe und -therapie hin.

Darüber hinaus ist die Anwendung von anderen Zytostatika aus der Gruppe der Anthrachinone (z. B. Mitoxantron) in der fortgeschrittenen Krebstherapie seit Jahren gängige Praxis.

Die von Hirazumi beschriebene synergetische remittierende Wirkung von Noni im Zusammenspiel mit der klassischen Chemotherapie läßt es als sinnvoll erscheinen, der damit verbundenen Empfehlung von Hirazumi zu folgen und Noni begleitend in der Krebstherapie auch beim Menschen einzusetzen.

Die das Immunsystem positiv beeinflussende Wirkung von Noni, seine besondere analgetische (schmerzlindernde) Wirkung und sein positiver Einfluß auf den Zellstoffwechsel unterstreichen die vorgenannte Empfehlung.

Hinzu kommt, daß erfahrungsgemäß Medikamente in Verbindung mit der Gabe von Noni bereits in geringerer als der allgemein üblichen Dosierung anschlagen. Allein dieser Vorteil erlaubt es, die unerwünschten Nebenwirkungen von starken Medikamenten zu minimieren und damit die Lebensqualität des Patienten zu erhöhen.

Die Erfahrungsberichte von Krebspatienten und die Auswertung von Schechter und Solomon mit einer Erfolgsquote von zwei Drittel im Sinne der symptomatischen Verbesserung stellen zwar keinen wissenschaftlichen Beweis für die Wirkung von Noni dar, sind jedoch als Indiz durchaus ernstzunehmen und gewinnen zusammen mit den zusätzlichen Laborstudien an Gewicht.

Noni ist sicher nicht das Wunderheilmittel gegen Krebs, aber es ist offensichtlich als Ergänzung zur klinischen Krebsbehandlung von Fall zu Fall geeignet.

Noni sollte zu diesem Zweck jedoch nicht ohne das Wissen des behandelnden Arztes eingenommen werden und es sollten die sich ggf. ergebenden Wirkungen genau überwacht werden.

Die weiteren Forschungen an und mit Noni wird sicher in den kommenden Jahren neue Erkenntnisse bringen, die es hoffentlich erlauben, auch einzelne Inhaltsstoffe von Noni isoliert und gezielt in der modernen Krebstheraphie einzusetzen.

3.10 Suchtbehandlung von Drogenabhängigen

Mir ist ein bemerkenswerter Fall aus München aus dem Jahre 1999 bekannt, in dem es eine junge Dame mittels Noni geschafft hat, nachhaltig von ihrer langen Heroinabhängigkeit loszukommen, obwohl eine anschließende fünfjährige Behandlung im Rahmen des Methadon-Ersatzprogramms nicht zum Erfolg geführt hatte. Näheres hierzu ist im Kapitel Anwenderberichte aufgeführt.

Der Zusammenhang von Noni und Drogenabhängigkeit liegt wohl im Xeronin begründet. Das Freisetzen von zusätzlichem Xeronin im Gehirn ist geeignet, neurochemische Grundlagen für eine Abhängigkeit umzukehren. Es wird angenommen, daß das natürliche Alkaloid Xeronin oder Folgeprodukte die ansonsten von abhängig machenden anderen Alkaloiden wie dem Nikotin oder Morphiummetaboliten besetzten Rezeptoren belegen und daraus ein Ende der physiologischen Abhängigkeit resultiert (U 2).

Aus der Auswertung von Schechter und Solomon geht u. a. hervor, daß 58 % von 447 Personen, die Noni eingenommen haben, um sich das Rauchen abzugewöhnen, damit erfolgreich waren (S 1–3, S 7–8).

Dieses Ergebnis ist sicher nicht repräsentativ und berücksichtigt auch nicht eventuelle Rückfälle nach dem Abschluß der Studie. Bemerkenswert ist jedoch, daß die ermittelte Erfolgsquote mit Noni knapp 30 % über den Werten bei dem Einsatz der neuen Antiraucherpille Zyban, liegt, die herstellerseitig mit ca. 30 % angegeben wird.

Zyban, als Antidepressivum mit nicht unerheblichen Risiken unerwünschter Nebenwirkungen behaftet, wäre wohl vorbehaltlich weiterer Untersuchungen durchaus durch die Anwendung von Noni ohne besondere Risiken ersetzbar.

Nachdem Xeronin, das als Alkaloid nach Heinicke eine den bekannten Suchtdrogen ähnliche Oberflächenstruktur und Bindungseigenschaften aufweist, auf natürlichem Wege im menschlichen Organismus hergestellt wird, also für den Körper keine Fremdsubstanz darstellt und darüber hinaus keinerlei Suchtpotential entwickelt, wäre Xeronin in konzentrierter Form möglicherweise das lang gesuchte unproblematische Substitut in der Behandlung von Opiat- oder Nikotin-Abhängigen.

Aber schon die Einnahme von Noni mit den Vorstufen von Xeronin wirkt sich besonders auf die Dosis an Opiaten und der Ersatzdroge Methadon aus, die benötigt wird, um Entzugserscheinungen auszusetzen. In Kombination mit Noni werden hierzu wesentlich geringere Dosen benötigt. Das bedeutet, daß die zu entwöhnende Person die tägliche Dosis z. B. der Ersatzdroge Methadon wesentlich schneller verringern kann, als dies bei einem konventionellen Entzugsprogramm verträglich wäre. Nicht nur, daß dies den Entwöhnungsprozeß vereinfacht, es beschleunigt ihn auch erheblich.

Nach dem Entzug können durch weitere, geringere Gaben von Noni die Andockstellen für Drogen aus der Opiatfamilie incl. Heroin nachhaltig blockiert werden, so daß eventuellen Rückfällen durch Ausschalten des körpereigenen Verlangens nach der Droge effektiv vorgebeugt werden kann.

Noni normalisiert zudem die Stoffwechselfunktionen, unter deren Fehlfunktionen besonders Drogenabhängige leiden.

Gerade in Deutschland, wo es zwar mittlerweile für Opiatabhängige die Methadon-Substitution, aber ansonsten immer noch eine sehr restriktive Politik in der Behandlung von Drogenabhängigkeit gibt, wäre es sehr sinnvoll, die empirischen Erfahrungen mit Noni hinsichtlich einer allgemein anwendbaren Therapie hin zu untersuchen.

3.11 Kontraindikationen

Beim Verwenden von Noni als Lebensmittel oder zur Nahrungsergänzung gibt es keine besonderen Kontraindikationen. Dennoch sind gewisse ernährungsspezifische Besonderheiten, insbesondere bei Diäten oder vorhandenen Allergien, zu beachten.

Kommerzielle Nonisäfte enthalten, wie Fruchtsäfte allgemein, einen relativ hohen Anteil an Kalium (ca. 1 bis 1,8 g/l), ca. 500 mg Vitamin C/Liter, bis zu 60 g Zucker/Liter (davon ca. 15 g Fructose und Glucose), Anthrachinone mit der bekannt laxanten Wirkung und reichlich diverse bioaktive Substanzen, insbesondere Enzyme und Spurenelemente.

Der durchschnittliche Brennwert liegt bei 35 kcal/100 ml oder 150 kJoule/100 ml.

Noni in Kapseln oder in Brausetabletten enthalten je nach Hersteller keinen oder nur sehr wenig Zucker und sind daher eventuell für Diabetiker besser geeignet.

Abgesehen von seltenen allergischen Reaktionen wird Noni im allgemeinen gut vertragen und ist auch für schwangere Frauen und Kleinkinder unbedenklich. Wer sich hinsichtlich einer Allergie oder der Verträglichkeit nicht sicher ist, sollte Noni in ganz kleinen Dosen zunächst probieren und die Reaktion abwarten.

Beim therapeutischen Einsatz, insbesondere in hohen Dosen, ist mit laxanter Wirkung, einer erhöhten Darmaktivität und erhöhter Leberaktivität mit verstärktem Gallenfluß zu rechnen.

Beim Behandeln von Pilzinfektionen ist der Zuckeranteil in den Säften zu beachten und ggf. auf Kapselprodukte ohne Zucker auszuweichen.

Bei paralleler Einnahme von Medikamenten ist die komplexe Wechselwirkung mit den vielen in Noni enthaltenen Substanzen nicht bekannt. Die Erfahrung hat jedoch gezeigt, daß in vielen Fällen die Dosis von Medikamenten erheblich herabgesetzt werden kann, um zum gleichen Ergebnis zu gelangen.

Die das Immunsystem stimulierende Wirkung von Noni kann bei Organtransplantationen (Abstoßungsreaktion) und bei Chemotherapie kontraproduktiv wirken. In diesen Fällen ist die Behandlung mit Noni ggf. zeitlich mit dem behandelnden Arzt abzusprechen.

Generell sollte Noni bei anderweitiger medizinischer Behandlung nicht ohne das Wissen des behandelnden Arztes oder Heilpraktikers verabreicht werden.

Allgemein mögliche Nebenwirkungen von Noni sind in Kapitel 10 (Häufig gestellte Fragen) in der Sektion Nebenwirkungen beschrieben.

3.12 Indikationentabelle mit Quellenangaben

Die nachstehende Tabelle zeigt die Indikationen an, bei denen Noni eingesetzt werden kann, soweit diesbezüglich auch Literaturhinweise anzubieten sind. Darüber hinausgehende, sich aus der traditionellen mündlichen Überlieferung und aus den Erlebnisberichten von Noni-Konsumenten (Testimonials) ergebende Indikationen, wurden nicht berücksichtigt. Die abgekürzten Literaturangaben beziehen sich auf die Bibliographie im hinteren Teil dieses Buches.

Abszesse .... M 1, S 7–8, U 1
Allgemeinbefinden .... S 7–8
Allergien .... E 1, S 7–8
Alzheimer, Senilität .... N 1
Arteriosklerose .... H 9, Q 2
Altersflecken .... M 1
Antriebslosigkeit → Müdigkeit
Arthritis .... H 9, Q 2, S 7–8
Asthma .... A 2
Atemwegserkrankungen .... Q 2, S 7–8
Augen, Reizung .... S 7–8, U 1
Augen, Entzündung .... C 3, S 7–8, U 1

Beulen .... K 6, H 2
Beri-Beri .... Q 2
Biß des Hundertfüßers .... U 1
Blasen .... K 6
Blutergüsse .... M 1, U 1
Bluthochdruck .... H 2, H 9, M 2, O 1, S 7–8, T 1
Blutvergiftung .... M 1
Brustkrebs → Krebs

Cellulitis → Zellulitis
CFS → Müdigkeit
Chemikalienüberempfindlichkeit . . . . E 1

Darmreinigung → Durchfall
Depressionen . . . . C 4, E 2, H 9, S 7–8
Diabetes Typ 2 . . . . H 2, M 2, S 7–8
Drogenabhängigkeit → Suchtentwöhnung
Durchfall . . . . E 2, M 1, Q 2, S 7–8

Ekzeme . . . . S 7–8, U 1
Elephantiasis . . . . G 2
Entgiftung . . . . E 1–2, H 9, M 1, P 1
Entschlackung . . . . E 1–2, H 9
Entzündungen, allgemein . . . . H 9, K 7, S 7–8, U 1
Erkältungskrankheiten . . . . A 2, G 2, E 1, Q 2

Fibromyalgie → Schmerzen
Fieber . . . . E 2, K 7, Q 2, U 1
Fußpilz → Infektionen, Hefen, Pilze

Gerstenkorn . . . . U 1
Geschwüre . . . . S 7–8
Grippe → Infektionen

Halsentzündung . . . . M 1, Q 1
Hautflecken . . . . M 1, S 7–8
Hautprobleme . . . . E 1, H 9, S 7–8
Hepatitis . . . . H 16, S 7–8
Hefepilzerkrankungen → Infektionen, Hefe, Pilze
Herzleiden . . . . H 2, S 1–3, S 7–8
Husten . . . . G 2, Q 2

Immunschwäche . . . . E 1, H 9, S 7–8
Infektionen, bakterielle . . . . B 8, K 3, L 4–5, Q 1, W 4–8, Y 1
Infektionen, Hefen, Pilze . . . . M 1, O 1, S 7–8, U 1
Infektionen, Parasiten, Plasmodien . . . . E 2, K 5, L 3, R 1, Q 2, S 7–8, T 3, U 1
Infektionen, Viren . . . . E 1, H 11, H 15, S 7–8

54

56

Wirksamkeit von Noni anhand der Solomon-Auswertung

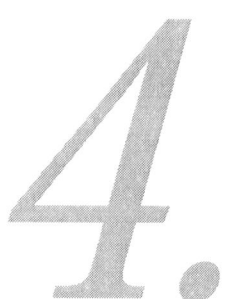

Die vorliegende statistische Auswertung von Dr. Neil Solomon (vgl. Tab. 4.1 auf Seite 58) über die Wirkung von *Morinda citrifolia* in ihrer Darreichungsform als Fruchtsaft beruht auf den Daten von mehr als 40 Ärzten und Heilpraktikern, die mehr als 8.000 Patienten mit Nonisaft behandelt haben (S 7).

Solomon führt in einer späteren Veröffentlichung die gleiche Auswertung auf, bezieht sich jedoch dabei auf eine Datenbasis von mehr als 10.000 Patienten (S 8). Die Erfolgsquote bezeichnet den Prozentsatz an Rückmeldungen, bei denen die Patienten von einer Besserung berichten.

Weniger als 5 % der Patienten berichteten über unerwünschte Nebenwirkungen, die sich in Aufstoßen, erhöhter Darmaktivität (Peristaltik) und leichtem Ausschlag äußerten.

Der Ausschlag verschwand regelmäßig in weniger als 72 Stunden, wenn Noni abgesetzt wurde. Aufstoßen und die erhöhte Darmaktivität verschwanden in der Regel bereits bei einer Reduzierung der Dosis (vgl. auch Kapitel 10).

Symptom	Patienten	Erfolgsquote
Raucherentwöhnung	447	58 %
Schlaganfall	983	58 %
Nierenprobleme	2.127	66 %
Krebs	847	67 %
Muskelaufbau	709	71 %
Streßerscheinungen	**3.273**	**71 %**
Schlafprobleme	1.148	72 %
Übergewicht	2.638	72 %
Wachsamkeit, Gegenwärtigkeit	2.538	73 %
Depressionen	781	77 %
Atmungsprobleme	2.727	78 %
Allgemeinbefinden	**3.716**	**79 %**
Arthritis	673	80 %
Herzprobleme	1.058	80 %
Diabetes Typ 1, Typ 2	2.434	83 %
Allergien	851	85 %
Bluthochdruck	721	87 %
Schmerzen, Kopfschmerzen	**3.785**	**87 %**
Sexualität	1.545	88 %
Konzentrationsvermögen, Klarheit	301	89 %
Verdauung	1.509	89 %
Energiearmut, Müdigkeit	**7.931**	**91 %**

Tab. 4.1: Auswertung Noni-Wirkung allgemein

Die durchweg positive Reaktion der Patienten auf Noni ist bemerkenswert, insbesondere, wenn man die Bandbreite der zu behandelnden Beschwerden oder Krankheiten berücksichtigt.

Allerdings sagt die vorgenannte Auswertung nichts über die eventuelle parallele Einnahme von Medikamenten oder anderen Heilmitteln aus.

Die nachfolgende Aufstellung (vgl. Tab. 4.2 auf Seite 59) zeigt jedoch eine weitere Auswertung von Solomon, die sich auf Patienten bezieht, bei denen ausschließlich Nonisaft zur Behandlung eingesetzt worden ist (S 7–8).

Symptom	Patienten	Erfolgsquote
Raucherentwöhnung	24	54 %
Schlaganfall	5	60 %
Krebs	9	55 %
Fibromyalgie	**11**	**54 %**
Übergewicht	24	62 %
Wachsamkeit, Gegenwärtigkeit	11	54 %
Depressionen	14	64 %
Atmungsprobleme	27	63 %
Arthritis	42	69 %
Herzprobleme	13	61 %
Diabetes Typ 2	6	66 %
Allergien	8	62 %
Schmerzen, Kopfschmerzen	**43**	**72 %**
Sexualität	5	80 %
Verdauung	15	66 %
Cholesterinspiegel niedriger	**16**	**87 %**

Tab. 4.2: Auswertung Noni-Wirkung bei ausschließlicher Gabe von Noni

Die Darstellung erfolgt analog zu der Tabelle der großen Untersuchung. Die untersuchten Symptome überschneiden sich hierbei mehrheitlich. Da nur insgesamt 93 Personen Eingang in diese Untersuchung fanden, ist das statistische Ergebnis nicht repräsentativ, jedoch wiederum bemerkenswert, gemessen an der jeweils hohen Erfolgsquote im Sinne von einer berichteten Besserung, die regelmäßig über 50 % liegt.

Weitere Studienergebnisse oder recherchierte wissenschaftliche Arbeiten haben jeweils einen direkten Bezug zu Einzelwirkungen oder speziellen Indikationen. Sie wurden daher im Kapitel 3 mit berücksichtigt.

Anwenderberichte

5.

Es gibt zwischenzeitlich eine fast nicht mehr überschaubare Fülle von Erfahrungsberichten zu Noni, sowohl von behandelnden Medizinern als auch von Anwendern.

Die nachfolgend ausgewählten Berichte sind weder repräsentativ, noch wissenschaftlich unterlegt und meist subjektiv gefärbt. An ihrem Wahrheitsgehalt zweifle ich jedoch nicht. Sie sollen für einen Eindruck sorgen und Anregung sein, selbst auch über die eigenen Erfahrungen mit Noni zu berichten. Wenn man diese teilweise wundersamen Berichte liest, könnte man meinen, daß Noni sofort und gegen alles in Windeseile wirkt. Das wäre jedoch ein Trugschluß.

Im Kapitel 3 sind die Hauptindikationen beschrieben, bei denen entweder die spezifische Wirkung aufgrund des Vorhandenseins von Stoffen in Noni mit bereits bekannter Wirkungsweise als wissenschaftlich unterlegte Erkenntnis vorliegt oder aufgrund anderweitiger Untersuchungen angenommen werden kann.

Der wissenschaftliche Ansatz, die Wirkungen von Noni nur einem oder einzelnen Wirkstoffen zuzuordnen, ist nicht falsch, versperrt jedoch den Blick aufs Ganze. Es spricht viel dafür, daß die komplexe Mischung aller in Noni enthaltenen und insbesondere bioaktiven Substanzen erst konzertiert ihre breitbandige Wirkung entfalten.

Das durch Noni angeregte und unterstützte Immunsystem und der verbesserte Zellstoffwechsel sind in erster Linie dafür verantwortlich, daß sich die körpereigenen Selbstheilungskräfte revitalisieren und es so zu überraschenden Heilerfolgen kommt.

Wer mehr Erfahrungsberichte einsehen möchte, kann sich aus dem Internet über die verschiedenen Websites der Vertreiber oder Noni-Foren reichlich eindecken. Bei vielen Berichten findet man am Ende eine Kontaktadresse, über die ein direkter Bezug herstellt werden kann.

5.1 Berichte von Ärzten, Heilpraktikern und Apothekern

Folgende Aussagen von amerikanischen Ärzten und ihren Patienten mit Ergebnissen durch das Anwenden von Noni waren im Internet zu finden. Ich gebe sie z. T. gekürzt und ins Deutsche übersetzt wieder:

Dr. Richard Dicks
ist ein graduierter Naturheilkundler der Brenadean-Universität. Er arbeitet gegenwärtig als Erzieher und spricht über Motivations- und Ernährungsthemen überall in den USA und Kanada:

„Ich bin vor allem durch meinen Sohn mit Naturheilkunde verbunden. Er hat eine Krankheit, eine spezielle Form der Arthritis, die ihn auf den Rollstuhl beschränkt. Mein Sohn hatte seit seiner Kindheit starke Schmerzen. Während ich nach Möglichkeiten suchte, um ihm zu helfen, fand ich Antworten für Tausende von Menschen. Noni weckte mein Interesse auf Grund seiner Bekanntheit als starker Schmerzstiller.

Auf dem Gebiet der Naturheilkunde stehen wir einer Herausforderung gegenüber. Wir sind nicht in der Lage, viel für einen Patienten zu tun, der sich in eine Phase akuten oder degenerativen Schmerzes bewegt. Als ich von einem Freund von Noni hörte, entschloß ich mich, eigene Nachforschungen zu betreiben. Acht Monate nutzte ich Noni selbst und gab es meinem Sohn, ohne es irgend jemand zu sagen. Die Schmerzen meines Sohnes reduzierten sich soweit, daß sie nur noch abgeschwächt wahrnehmbar waren."

Dr. Delbert Hatton
erhielt seinen Doktor der Chiropractic am Palmer College of Chiropractic. Er hat außerdem einen Abschluß in Biologie:

„Über vierzig Jahre hatte ich einen konstanten, stechenden Schmerz in meinem unteren Rücken durch eine verformte Wirbelsäule. Der Schmerz hielt mich sogar von normalen Aktivitäten im Haushalt ab.

Nach nur 6 Wochen Noni-Einnahme war der Schmerz verschwunden. Ich begann Noni meinen Patienten zu empfehlen. Seitdem habe ich nur Erfolge damit gehabt.

Am meisten verblüfften mich folgende Situationen: Ich informierte eine Frau mit AIDS darüber. Seit sie Noni trinkt, ist die Anzahl ihrer T-Zellen von 169 auf 400 gestiegen, und die Symptome haben sich stabilisiert. Ich habe auch einen Verwandten mit Lungenkrebs, dessen Tumore sich in der Größe zurückbilden, seit er Noni nimmt.

Mehrere Jahre zuvor wurde ein Patient von mir in einen Autounfall schwer verletzt. Er brach sich dabei mehrere Rippen, seine Schulter und sein Knie.

Seitdem hat er eine Menge Probleme mit Arthritis, besonders in seinem Knie. Nachedem er begonnen hatte, Noni zu trinken, ging der Schmerz in seinem Knie umgehend weg und er hatte einen allmählichen Schmerzrückgang in seinen Rippen und seiner Schulter. Nun ist er ein glücklicher, schmerzfreier Mann.

Eine Patientin hatte sich die Knochen in ihrem Knöchel gebrochen und bereits über ein Jahr einen schleichenden Schmerz und eine Schwellung durch die Verletzung.

Nur 10 Tage, nachdem sie begonnen hatte Noni zu nehmen, waren die Schmerzen und die Schwellung weg. Ich führe dies auf die Fähigkeit der Nonipflanze zurück, die Zellwände zu öffnen. Dadurch können Nährstoffe absorbiert und zerstörtes Material aus der kranken oder beschädigten Zelle ausgeschieden werden"

Dr. Harrison

erhielt ihren Akademischen Grad an der Universität Maryland und wurde Assistentin des Dekans der medizinischen Fakultät der Universität Boston. Als Medizinische Leiterin des D. C. General Hospital beaufsichtigte sie das Traumacenter, die Notaufnahme und die ambulante Behandlung. Gegenwärtig spezialisiert sie sich in Kinderheilkunde und Familienmedizin:

„Als Arzt finde ich es wichtig, bei alternativen medizinischen Produkten auf dem Markt auf dem aktuellen Stand zu sein. Ich muß wissen, welche Effekte sie bei meinen Patienten haben können. Ich lernte Noni vor wenigen Monaten durch eine Mitarbeiterin in meinem Stab kennen. Nach zwei Wochen mit Noni hatte sie dramatische Resultate erlebt, einschließlich der

„so-gut-wie"-Eliminierung ihrer Krampfadern und eines langwierigen Verdauungsproblems.

Ich schickte mehrere Flaschen Nonisaft an Patienten im ganzen Land. Ich empfahl ihnen Noni zu probieren, aber ich ließ sie nichts davon wissen, was so außergewöhnlich daran ist.

Die folgenden Resultate wurden durch andere Ärzte dokumentiert:

Eine meiner Patientinnen litt an Nierenkrebs mit Metastasen, der Ausbreitung bösartiger Zellen in ihre Lunge und ihr Gehirn. Ihr wurden nur noch zwei Wochen zu leben gegeben. In dieser zweiwöchigen Periode nahm sie Nonisaft, und die Veränderungen in ihrer Lunge verschwanden. Das war im November 1996, und sie ist noch unter uns.

Eine andere Patientin, die positive Resultate mit Noni erzielte, war eine Frau mit fortschreitender Arthritis, welche ungefähr 20 Jahre Schmerzen hatte. Sie erhielt 1990 eine Knieprothese; aber das löste das Problem nicht. Sie mußte mit einem Stock gehen und es war sehr schwer für sie, aus einer sitzenden Position aufzustehen. Drei Tage nachdem sie mit Noni begonnen hatte, war sie in der Lage, ihren Stock wegzuwerfen, vom Sofa aufzustehen und den größten Teil des Weges durch das Zimmer ohne Schmerzen zu gehen. Sie weiß, daß Noni dies getan hat, denn Noni war die einzige Sache, die sie in ihrem Leben verändert hat.

Eine andere Patientin hatte Leberkrebs und anschwellende Flüssigkeit im Bauchraum. Nach sieben Tagen mit Noni Juice war diese säurehaltige Flüssigkeit vollständig verschwunden.

Sie war der erste Fall, den ich erwähnte. Es gibt am Ende schlimme Krebsfälle, bei denen keiner voraussehen kann, was es bewirkt, aber die Kranken haben durch Noni überlebt.

Ich hatte auch eine Patientin mit fleckiger Entartung, einem dunklen Fleck an der Rückseite ihres Auges, der durch Noni geholfen wurde. Ihr Sehvermögen hatte sich so sehr verschlechtert, das sie eigentlich blind war. Sie ist bei einigen der besten Augenärzte und Augenkliniken gewesen; aber diese waren nicht in der Lage, ihr zu helfen. Nach 2 ½ Wochen mit Noni dokumentierte ihr Augenarzt, daß dort eine Erneuerung der Zellen stattfand, welche die verdorbenen Zellen ersetzte.

Außerdem reduziert Noni dramatisch hohen Blutdruck. Der Blutdruck einer Frau lag bei 170/100 und wir konnten ihn nicht senken. Nach 2 Monaten mit Noni war er auf 130/80 gesunken.

Alle diese Resultate kommen aus der Steigerung der Aktivität der Zirbeldrüse durch Noni. Diese Vitaldrüse ist der Ort der Serotoninproduktion, aus dem Melatonin entsteht. Melatonin hilft den Schlaf, die Stimmung, die Geschlechtsreife und den Eierstockzyklus zu regulieren.

Im Gehirn beeinflussen Serotonin und Melatonin die Bedingungen für Multiple Sklerose. Bei MS fehlt einer pigmentierten Fläche im Gehirn eine Substanz, die „Nigra" genannt wird, eines der benötigten Pigmente. Noni restauriert dieses chemische Material für das Gehirn, verursacht eine positive Reaktion bei Menschen mit MS.

Es gibt auch Serotonin-Rezeptoren im Verdauungstrakt. So kann Noni die Verdauung verbessern. Noni gleicht auch den pH-Wert des Körpers aus, was ihn befähigt, Mineralstoffe und Vitamine aufzunehmen.

Noni unterstützt die Funktion der Thymus- und der Schilddrüse, hilft dadurch Infektionen abzuwehren und ist auch bei anderen Problemen des Immunsystems nützlich.

Es kann sogar Depressionen abhelfen, weil es neutralen Hormonen erlaubt zu arbeiten. Noni hilft der Bauchspeicheldrüse, den Blutzucker auszugleichen.

Frauen, die Noni trinken, haben weniger Krämpfe, und Männer, die Noni trinken, haben seltener Schwellungen ihrer Prostata.

Noni unterstützt grundsätzlich jede medizinische Behandlung, die ein Patient erhält.

Ich habe mit einem alten Heiler in Hawaii gesprochen, der in Noni eine heilige Frucht sieht und nicht im mindesten überrascht war von den unglaublichen medizinischen Resultaten, die wir mit Noni erzielt haben.

Die moderne Welt der Medizin ist schließlich darauf gekommen, sich das Wissen aus antiken Zeiten zunutze zu machen. Wir haben heute die Ausstattung, die notwendig ist, um auszuwerten, was in der Nonipflanze es dem Körper ermöglicht, solche dramatischen Verbesserungen in so vielen Bereichen zu erzielen."

Dr. Sam Kolodney
ist Chiropraktiker in Pennsylvania:

„Nonisaft zu trinken hat meinen unversehrten Körper gestärkt. Es hilft mir am Morgen aufzuwachen, wenn mein Sohn mich die halbe Nacht unterhalten hat. Mit Noni öffnen sich meine Augen richtig, und ich bin bereit für den Tag. Noni hat sogar meinen Sportlerfuß geheilt. Noni ist ein große Wohltat für diejenigen meiner Patienten, die an Arthritis leiden.

Nach drei Wochen Noni waren die Arthritisschmerzen einer Frau komplett weg. Ein anderer Mann hatte so schlimme Arthritis, daß er nicht einmal einen Stift aufheben konnte; aber nach einem Monat mit Noni war er in der Lage, Gegenstände wieder sicher zu greifen. Nonisaft ist das einzige ganzheitliche Gesundheitsprodukt, das ich in meiner Praxis nutze."

Dr. Bryant Bloss

ist orthopädischer Chirurg, zugelassen vom Amerikanischen Direktorenrat für Orthopädische Chirurgie. Er schloß mit Auszeichnung die vormedizinische Klasse am Georgetown College in Kentucky ab und erhielt seinen medizinischen Abschluß an der Universität Louisville. Bloss arbeitete als Mannschaftsarzt für einige Sportteams in Indiana. Er hatte 34 Jahre lang eine Chirurgische Praxis in Evansville, Indiana:

„Obwohl ich hauptsächlich konservative Orthopädie praktiziere, bin ich stark in den Bereich Arthritis eingebunden. Mein Bruder litt unter rheumatischer Arthritis bereits am College, so daß ich immer an jeder neuen Information zu diesem Thema interessiert war.

Mein Nachbar brachte mir die erste Information über Noni. Bevor ich Noni in meiner Praxis nutzte, probierte ich es selbst und hatte eine Reihe persönlicher Erfolge damit. Ich verwendete es, da ich unfähig war, auf dem Bauch zu schlafen wegen meiner Rückenschmerzen. Noni hat außerdem mein Energieniveau verbessert.

Meine Gegner auf dem Tennisplatz stellten fest, das meine Reaktionszeit viel schneller geworden ist. Seitdem habe ich Nonisaft bei 70 meiner Patienten verwendet. 15 meiner Patienten mit chronischen Rückenschmerzen finden, daß Noni Ihre Schmerzen vollständig beseitigt hat.

Acht andere Patienten hatten Knieschmerzen durch Osteoarthritis (Weichteil-Rheumatismus), bis Noni ihre Schmerzen praktisch verschwinden ließ.

Mehrere meiner Patienten mit Diabetes vom Typ II schafften es, ihren Blutzuckerspiegel mit Noni zu senken.

Ein Diabetespatient mit Rückenschmerzen machte die Erfahrung, daß er sich zum ersten Mal seit 15 Jahren bücken und Bälle vom Tennisplatz aufheben konnte. Er konnte auch wieder Golf spielen, ohne sich danach immer hinzulegen.

Drei meiner Asthma-Patienten erfuhren dramatische Verbesserungen ihres Asthma-Hustens, nach dem sie Noni genommen hatten.

Ganz besonders bin ich mir der Verbesserungen im Leben meiner Arthritis-Patienten bewußt. Bei vielen von ihnen gab es signifikante Resultate."

Allan Bailey

ist seit 1970 Apotheker. Er ist außerdem ein Spezialist für Kräuter, zugelassener Iridologe und ein Ratgeber für natürliche Gesundheit:

„Ich bin ein naturheilkundiger Apotheker, der die Menschen über natürliche Gesundheit berät. Ich versuche meine Kunden zu unterrichten, eine höhere Stufe der Gesundheit zu erhalten und ihren Bedarf an Medikamenten und Chirurgie durch die Nutzung natürlicher Produkte zu minimieren.

Immer wenn ich fremde Länder besuche, versuche ich mit den örtlichen Heilern über ihre Mittel zu sprechen. Das erste Mal hörte ich von Noni bei einem Besuch in Französisch Polynesien. Die polynesischen Heiler sprachen über Noni als eine der wichtigsten Pflanzen, die sie in ihren pflanzlichen Therapien nutzen.

Ein Naturforscher in Französisch Polynesien, der die Nutzung von über 300 Pflanzen studierte, erkannte, daß Noni eine der am stärksten heilenden Pflanzen ist. Ich nahm einiges an Nonisaft mit nach Hause und begann ihn regelmäßig zu trinken. Es half mir ruhiger zu schlafen, so daß ich mich energiegeladen und erfrischt fühlte, wenn ich aufwachte. Ich stellte fest, daß ich während des Tages mehr tun konnte als in der Vergangenheit, da mir Noni Energie und Ausdauer gab.

Ich entschied mich, Noni meiner diabeteskranken Mutter zu geben. Sie hat winzige Wunden überall an ihren Armen und Beinen und hat in den letzten 3 Jahren auf kein Medikament reagiert.

Nach dem sie 1 ½ Flaschen genommen hatte, waren die Wunden völlig beseitigt. Noni gab ihr auch mehr Energie und mehr Begeisterung für die Maßnahmen, welche ihr helfen, Ihren Blutzucker zu kontrollieren.

Ich habe einen engen Freund, dessen Arme stark geschwächt waren. Außerdem hatte er starke Zuckungen in Armen und Beinen.

Nachdem er zwei Wochen lang Nonisaft getrunken hatte, rief er mich an, um mir zu sagen: „Am siebenten Tag, an dem ich den Saft, den du mir vorgeschlagen hast, getrunken habe, hatte ich keine Zuckungen mehr, und ich habe seitdem auch keine mehr gehabt. Ich beginne mehr Kraft in meinen Armen zu fühlen." Das war vor sechs Monaten, und mein Gesundheitszustand verbessert sich weiter. Noni hatte soviel Gutes für meine Familie getan, daß ich mich entschloß, es meinen Kunden zu empfehlen.

Ein Mann hatte ein Geschwür in einem Bein, welches zu platzen drohte. Die Haut rund um das Geschwür war gereizt und irritiert. Nachdem er Noni trank und es einige Wochen angewendet hatte, war das Geschwür vollständig geheilt. Die Umgebung konnte nicht besser sein. Jetzt kommen die Zirkulation und die Farbe zurück. Er weicht noch eine Bandage in Noni ein und trägt sie an der Stelle, wo das Geschwür war, so kann Noni wirklich auf der ganzen Fläche wirken"

Dr. Steven M. Hall

ist ein zugelassener Allgemeinmediziner. Er beendete die Medizinische Fakultät der Universität Utah und ließ sich in Saginaw, Michigan, nieder. Für 2 ½ Jahre war Hall der einzige Arzt in einer kleinen Stadt in Maine. Seit 1991 hat er eine eigene Praxis für Wellness-Medizin:

„Seit ich mich niedergelassen habe, dachte ich viel darüber nach, was wahre Gesundheit und Wellness bedeuten. Über die Jahre habe ich verschiedene Philosophien studiert, die mich dahin führten, wo ich heute bin, alternative oder Wellness-Medizin zu praktizieren.

Ich behandle Menschen mit chronischen Leiden wie chemische Sensibilität, Chronisches Ermüdungssyndrom und chronische Schmerzen. Bei diesen Patienten habe ich keinen Erfolg mit konventionellen Medikamenten gehabt.

Ich habe herausgefunden, daß bei Krankheiten dieser Art Noni am besten hilft. Nicht nur, daß Noni selbst viel Vorteile hat, es steigert auch die Wirkung anderer Medikamente.

Der Hauptschlüssel zur Wirkung von Noni ist sein Gehalt von signifikanten Mengen von Pro-Xeronin, welche zu Xeronin werden, wenn sie vom Körper aufgenommen werden. Xeronin ist wichtig, weil es dem Körper hilft, Enzyme zu steuern. Der Versuch, unsere Körperenzyme ohne Xeronin arbeiten zu lassen, ist wie Auto fahren mit einer nachlässigen Verbindung an der Lenksäule. Unsere Lenkung ist schwerfällig, und es ist schwierig, das Auto zu kontrollieren. Wenn unser Körper ausreichend Xeronin hat, ist es als ob man die feste, präzise Lenkung eines Rennwagens hat.

Alles, was die Enzymaktivität verbessert, hat weitreichende Auswirkungen, weil alle unsere Körperfunktionen von Enzymen abhängig sind.

Einige der besten Resultate, die ich mit Noni gesehen habe, waren bei Patienten mit Entzündungen wie Gelenkentzündung, Sehnenentzündung, Schleimbeutelentzündung oder Entzündung des Handwurzeltunnels zu beobachten.

Auf Grund der Ernährung in unserer Kultur kann unser Körper leicht von Entzündungsprozessen angegriffen werden. 30 bis 40 % unserer Kalorien erhalten wir durch Zucker. Das bedeutet, daß wir definitiv unterernährt sind. Das macht es unserem Körper so schwer, sich selbst zu regulieren. Ich denke, Noni hilft dem Körper, sich selbst zu regulieren, und kontrolliert den Entzündungsprozeß.

Noni ist ein unglaubliches Mittel, weil es Menschen Hilfe bietet, denen durch das konventionelle medizinische Wissen nicht geholfen werden kann. Anstatt den Menschen Vitamine und Mineralstoffe zu geben, können wir ihren Körpern helfen, eine andere Stufe der zellularen und molekularen Regelung zu erreichen.

Ich selbst hatte 10 Jahre lang anstrengende Rückenschmerzen. Ich habe drei abgenutzte Bandscheiben und einen großes Überbein.

Ich habe alles versucht, was man sich vorstellen kann: Chiropraktik, Hellerwork, Naturheilkunde, Yoga, Akupunktur, Aerobics und Massagen. Jedoch alles war verbunden mit langsam fortschreitender Verschlechterung meiner Schmerzen.

Nach drei Wochen der Behandlung mit Noni waren die Schmerzen und Krämpfe weg. Ich konnte aus dem Bett aufstehen ohne zwanzigminütiges Stretching, konnte meinen Sechsjährigen wieder hochheben und Feuerholz hacken.

Seitdem nutzte ich Noni bei ausgesuchten Patienten in meiner Praxis. Hier sind einige Beispiele dafür, was ich mit ihnen erlebt habe:

Ein 75jähriger Mann, mit metastasierendem Krebs darniederliegend, hatte einen sehr hohen PSA-Wert (Prostate Specific Antigen) von 56 ng/ml. Nachdem er zusätzlich zu seinen herkömmlichen Behandlungsmethoden Noni nahm, war sein PSA-Wert nach 2 Wochen 11.

Eine 38jährige Frau mit Migräne-Kopfschmerzen in jeder menstruellen Periode ihres bisherigen Lebens, hat Orientalische Medizin, Schädelbehandlungen, Hellerwork und Hypnose ausprobiert, alles ohne Erleichterung. Nach regelmäßiger Einnahme von Noni hat sie nun 4 Perioden in Folge ohne Kopfschmerzen gehabt.

Drei Teenager mit starker Akne wurden komplett geheilt und waren in der Lage, ihre Antibiotika abzusetzen.

Eine 19jährige Frau litt 18 Monate unter Erschöpfung, ähnlich dem Chronischen Ermüdungs-Syndrom, verbunden mit Angstschweiß und Schmerzen. Sie mußte das College und ihren Job aufgeben und nach Hause ziehen. Eine Woche mit Noni, und es ging ihr besser."

5.2 Berichte und Erfahrungen von privaten Anwendern

Die nachfolgenden Erfahrungsberichte stammen von Menschen, die aufgrund ihrer positiven Ergebnisse mit Noni darüber Zeugnis ablegten. Leider liegen derzeit aus Deutschland noch relativ wenige Erfahrungsberichte vor, vor allen solche, die über die Langzeitwirkung Aufschluß geben. Dies wird sich bestimmt ändern.

In den Vereinigten Staaten gibt es einige Foren, in denen Noni-Konsumenten regelmäßig über ihre Erfahrungen berichten und sie diskutieren. Auf der Verlagswebsite www.eruge.de im Internet steht auch Ihnen in Deutschland ein solches Forum kostenlos zur Verfügung.

Ihre Erfahrungen können, auf Wunsch auch anonymisiert, in einer Folgeauflage zu diesem Buch mit veröffentlicht werden. Senden Sie hierzu Ihren Erfahrungsbericht, ob positiv oder negativ, an den Eruge Verlag München.

Neurodermitis
Der Fall Stefan aus Bad Waldsee:

„Unser Sohn Stefan, geb. im April 1991, war die ersten zwei Jahre immer gesund und frei von Beschwerden. Im Alter von 2 Jahren begann sein Leidensweg. Alle Ärzte, die wir konsultierten (Hausarzt, Kinderarzt, diverse Hautärzte, Kinderklinik Ravensburg, Bundeswehrkrankenhaus Ulm, Uni-Hautklinik Ulm u. v. a.), diagnostizierten: Neurodermitis.

Der Junge hat sämtliche Allergietests hinter sich und nach sechs Jahren immer die gleiche Diagnose mit der Aussage, daß man da nicht viel machen könne.

Stefan hatte speziell an den Fußsohlen eine sehr starke Rötung. Es bildeten sich auch Schrunden, welche die Haut zum Aufplatzen brachten. Zudem bildeten sich teilweise blutige tiefe Risse, so daß er oft nur unter starken Schmerzen gehen konnte. Teilweise ging er noch auf den Fersen. Die Haut war gänzlich ausgetrocknet, und es lösten sich regelmäßig Hautfetzen.

Die Therapie seit nunmehr sechs Jahren sieht so aus: täglich mindestens zweimal Fettsalbe, Fußbäder, und wenn es ganz schlimm wurde, kam hochkonzentrierte Kortisonsalbe zum Einsatz. Als sich das Krankheitsbild dennoch weiter verschlimmerte, sollte Stefan zusätzlich Kortisontabletten einnehmen.

Im Januar 1999 hörten wir von einem Freund von Noni. Wir hatten schon viele Dinge ausprobiert (Bachblüten, Bioresonanz, Quarzmehl usw.) und wir dachten, auf ein Mittel mehr oder weniger käme es jetzt auch nicht mehr an. Stefan begann, zunächst widerwillig, Nonisaft zu trinken – zwei Schnapsgläser pro Tag.

Nach etwa 6–8 Wochen ging die Rötung zurück, und nach weiteren 3–4 Monaten hörte das Schuppen der Haut auf und die Risse und Schrunden gingen weg."

Drogenentzug
Frau B. W. aus München:

„Ich war seit etwa 5 Jahren im Methadon-Programm; zuletzt benötigte ich täglich 35 bis 40 ml Methadon (50 %). Anfang des Jahres 1999 erfuhr ich von Freunden, einem Ehepaar, die ebenfalls Methadon nahmen, daß sie wegen ihrer schlechten Leberwerte Nonisaft nahmen. Dabei stellen sie fest, daß sie sich nicht nur erheblich fitter fühlten, sondern auch, daß sie ihre tägliche Methadon-Dosis vermindern konnten, ohne deshalb Beschwerden zu bekommen.

Daraufhin probierte ich den Nonisaft ebenfalls aus, und zwar mit der empfohlenen Dosis von zweimal 30 ml täglich. Sehr schnell normalisierte sich mein Stoffwechsel, der unter Methadon ganz schlecht war.

Ich wurde leistungsfähiger und konnte die benötigte tägliche Dosis Methadon Schritt für Schritt vermindern. Innerhalb von 6 Wochen schaffte ich es, auf 12–15 ml/Tag herunterzukommen, ohne schwere Entzugserscheinungen.

Da ich völlig von der Droge loskommen wollte, unterzog ich mich für den letzten, schweren Rest einem klinischen Entzug, wo ich in der dritten Augustwoche 1999 ankam. An medikamentöser Unterstützung bekamen wir lediglich Magnesium. Mir wurde genehmigt, nach Prüfung seiner Unbedenklichkeit, Nonisaft zu nehmen.

Die Ärzte warnten mich eindringlich, nicht zu schnell herunter zu dosieren, weil es mich sonst beuteln würde. Ich verminderte die Dosis an Methadon jedoch schneller als empfohlen und verließ mich auf den Nonisaft. Davon benötigte ich jetzt allerdings erheblich mehr, etwa die vierfache Menge. Bewährt hat es sich auch, jede Stunde eine kleine Menge unter die Zunge zu nehmen und dort zergehen zu lassen. Auf diese Weise schaffte ich es, innerhalb von 9 Tagen die Dosis Null, und zwar ohne schwere Entzugserscheinungen, wie Krämpfe, zu erreichen.

Die Ärzte waren sprachlos. Sie warteten täglich auf Entzugssymptome, die nicht kamen. Nach diesen 9 Tagen verließ ich die Klinik und ich habe seitdem weder die Ersatzdroge Methadon noch sonst eine Droge angerührt. Den Nonisaft nehme ich immer noch, allerdings nur noch in der Normaldosis von 1 bis dreimal 30 ml/Tag".

Arthritis
Ethel Marie Tricomi aus den USA:

Seit 1969 hat Mrs. Tricomi Arthritis. Seitdem leidet sie unter starken Schmerzen und damit verbunden oftmals auch an Depressionen. Sie war ihren Schmerzen nahezu hilflos ausgesetzt und drei Herzattacken ausgeliefert. Ihr Motto war damals, „Wenn etwas passiert, dann mir". Sie war kurz davor, am Leben zu verzagen, als sie auch noch Diabetikerin wurde. So drehte sie sich jahrelang im Karussell aus Schmerzen, Einschränkungen und Hilflosigkeit.

Kein Arzt konnte ihr helfen, zumindest die Schmerzen auf ein verträgliches Maß zu bringen, und sie gab die Hoffnung schon fast auf, bis ihre Schwester eines Tages kam und ihr begeistert über Nonisaft berichtete. Sie sagte sich, daß sie sowieso nichts mehr zu verlieren hätte, und begann bald darauf Nonisaft zu trinken.

Bereits nach drei Tagen konnte sie konstatieren, daß sie endlich wieder gut schlafen konnte, ohne nachts immer wieder aufzuwachen! Ihre Lebensenergie wuchs von Tag zu Tag, und nach nur zwei Monaten fühlte sie sich wie neugeboren.

Die Schmerzen, die Ihr Leben seit dreißig Jahren zur Tortur gemacht hatten, waren nun wie weggeblasen, und auch ihre Zuckerwerte normalisierten sich. Gesund und schmerzfrei kann sie nun wieder arbeiten, einkaufen und all die anderen Dinge tun, die ihr lange Zeit verwehrt blieben.

Diabetes u. a.
Ernie und Janet Perschau Glencoe aus den USA:

Ernie ist seit 46 Jahren Diabetiker und hat nach einer Schulter-Operation, die mehr als 5 Jahre zurückliegt, kein Gefühl mehr in der Schulter und im Arm. Beim Bewegen der Arme hatte er große Schmerzen, was auf Vernarbungen innerhalb des Gewebes zurückging. Es gab trotz vieler Versuche kein wirksames Mittel, um die permanenten Schmerzen zu lindern.

Es sah so aus, als müsse er sein Leben mit Schmerzen weiterleben, was Einschränkungen in allen Lebensbereichen nach sich zog. Ernie wollte sich damit nicht abfinden und stieß bei seiner Suche nach einem Mittel irgendwann einmal auf Noni.

Sogleich wollte er herausfinden, ob Noni auch ihm helfen würde, so wie er es in den Berichten vieler Menschen gelesen hatte. Bereits in den ersten Tagen, an denen er Nonisaft getrunken hatte, merkte er deutliche Verbesserungen.

Ernie erzählt, daß seine Schmerzen innerhalb kürzester Zeit beinahe vollkommen zurückgingen und seine Zuckerwerte sich zunehmend verbesserten. Sein Energieniveau stieg deutlich und sowohl in seinen Arm als auch in die Schulter kehrte das Gefühl wieder zurück. Er konnte schon bald darauf seine Arbeiten wieder wie früher verrichten.

Diabetes und Schmerzen
G. Wilson aus den USA:

Er war kurz davor, Diabetiker zu werden. Sein Leben lang war er stark übergewichtig, was dazu führte, daß er an Arthritis in seinen Knien zu leiden hatte. Seine sensibler gesundheitlicher Zustand ermöglichte es vielen weiteren gesundheitsschädlichen Einflüssen, wirksam zu werden und den Gesamtgesundheitszustand weiter zu verschlechtern.

Dazu kamen die permanenten Schmerzen in den Knien, die Wilson einschränkten und ihm das Leben zur Tortur machten. Kein Schmerzmittel konnte dauerhafte Linderung bringen. Wegen der Nebenwirkungen auf die

Gesundheit der Organe und seines angeschlagenen Gesundheitszustandes mußte er auch auf die Medikamente verzichten, die ihm zumindest ein wenig Linderung verschafft hätten.

Aus der Not heraus forcierte er seine Bemühungen, einen Weg aus diesem Labyrinth qualvoller Schmerzen und Ängste zu finden. Unweigerlich stieß er so eines Tages auf einen Bericht über Nonisaft. Wenn auch nur die Hälfte dessen zutraf, was er las, dann würde er auch ihm helfen.

Kurze Zeit später konnte er sich dann selbst von der Naturkraft, die Noni innewohnt, überzeugen. Innerhalb der nächsten drei Monate wurde er weitestgehend schmerzfrei, sein Blutzucker und sein allgemeiner Gesundheitszustand normalisierten sich.

Eierstock-Krebs
Luella Sloan aus Los Angeles:

1990 wurde bei Luella Sloan Eierstock-Krebs diagnostiziert. In Sioux City, L. A., unterzog sie sich einer Operation und einer anschließenden Chemotherapie. Ohne Erfolg. 1992 wurde sie dann nochmals in der Mayo Clinic in Rochester operiert und anschließend bestrahlt. Auch diesmal ohne Erfolg.

Luella schreibt, daß sie schon nahe daran war, sich an die unangenehmen Nebenwirkungen der Chemotherapie oder an die regelmäßigen medizinischen Untersuchungen sowie an die schlimmen Schmerzen und die ständige Angst vor dem Ungewissen zu gewöhnen. Die Krankheit war dabei, nicht nur ihr Leben zu zerstören, sondern auch das ihrer ganzen Familie.

In den Fängen der Krankheit verschlechterte sich ihr Gesamtgesundheitszustand fortlaufend. Medikamente und hohe Vitamin-Supplementierungen versorgten das kranke Biosystem des Körpers mit dem notwendigen Minimum an Vitalstoffen zu seiner Erhaltung. Am Zustand des Tumors änderte sich nichts, obwohl die Ärzte meinten, er hätte sich verringert, was sie ihm aber nicht mit absoluter Sicherheit bestätigen konnten.

In dieser Phase des Krankheitsverlaufes, in der zweiten Hälfte der letzten Januarwoche 1997, fand Luellas Stieftochter Betty einen Bericht über Nonisaft, den sie sofort ihrer Stiefmutter zeigte.

Zu der Zeit, als sich Luella entschloß, Noni zu trinken, befand sie sich unter täglicher ärztlicher Diagnostik. Damit zeigte sich sehr eindrucksvoll und klar nachweisbar jede Änderung. Luells Biowerte verbesserten sich jeden Tag. Der Tumor fing an sich zu verkleinern, und ihre Blutwerte näherten sich den Normalwerten.

Tag um Tag verbesserte sich ihr Gesundheitszustand immer mehr, bis kurze Zeit später alle Schmerzen, Einschränkungen und Ängste, die sie durchlebt hatte, neuen Aktivitäten wichen. Auch für die behandelnden Ärzte war dies eine unvorhersehbare und vor allem unerwartete positive Reaktion, die bestimmt auch an ihnen nicht spurlos vorbeiging.

Luella Sloan und ihre Familie wissen, daß Noni, der Wille gesund zu werden und der ehrliche Glaube an die eigene Heilung ihnen ein neues Leben geschenkt haben. Luella ist dankbar für die Heilung, jedoch möchte sie nicht mehr geheilt werden, sondern gesund bleiben.

Rückenschmerzen, Fibromyalgie
Deborah Hensley aus den USA:

Wegen der anhaltenden schlimmen Rückenschmerzen ihres Mannes, die oftmals so heftig waren, daß ihm schwarz vor Augen wurde und die ihn dermaßen einschränkten, daß er sich noch nicht einmal selbst an- und ausziehen konnte, kaufte Deborah Nonisaft.

Sie entdeckte ihn in einer Gesundheitszeitschrift, in der vor allem über die schmerzstillende Eigenschaft berichtet wurde. Dazu kam, daß Deborahs Mann seit viereinhalb Jahren einen sehr schmerzhaften Hautkrebs an der linken Hand hatte.

Auch Deborah litt seit drei Jahren neben der starken nervlichen Belastung an Fibromyalgie, einer besonderen rheumatischen Erkrankung. Man hat dabei starke Schmerzen im Bereich der Muskulatur, Bindegewebe und Knochen, die sich bei Kälte und Streß noch verstärken. Schmerzen quälten Deborah den ganzen Tag, und in der Nacht verfolgte sie Schlaflosigkeit, da es keine Stellung gab, die ihr ein schmerzfreies Einschlafen ermöglichte.

Obwohl sie alle Möglichkeiten, die sich ihnen geboten hatten, ausprobierten, konnten sie dennoch nichts finden, was ihre Lebensqualität auch nur ansatzweise verbessert hätte.

Nach Jahren quälender Schmerzen, furchtbarer Ängste und medizinischer Ergebnislosigkeit fingen beide an, Nonisaft zu trinken. Sie begannen, Noni viermal täglich einzunehmen. Bereits nach vier Tagen verspürte ihr Mann einen deutlichen Rückgang seiner Schmerzen.

Beiden kam es wie ein Wunder vor, daß die tumoröse linke Hand des Mannes annähernd frei von den dunklen Tumormalen war und sich statt dessen quasi über Nacht neue und gesunde Haut bildete.

Bei Deborah stellte sich Nonis heilende Wirkung erst einmal in Form von einer Erstverschlimmerung ein. Sie erinnert sich daran, daß die Schmerzen am Abend der ersten Einnahme bei jeder Bewegung heftig tobten und „verrückt" spielten.

Dennoch gab sie den Glauben an ihre Heilung nicht auf, und so nahm sie auch am nächsten Tag weiterhin Nonisaft viermal zu sich. Sie vertraute sich ganz Noni an, auch dann, als sich keine Verbesserung, sondern eher eine Verschlechterung einstellte. Sie spürte, daß der Saft gleich nach seiner Einnahme etwas bewirkt hat, das ihr noch unbekannt war.

Ihr Vertrauen wurde belohnt. In der darauffolgenden Nacht konnte sie erstmals seit vielen langen Jahren fast schmerzfrei durchschlafen. Als beide ihren Erfahrungsbericht schrieben, waren sie bereits vollkommen gesund. „Noni hat uns das Leben wieder zurückgegeben", sagen Deborah und ihr Mann.

Krebs und Schmerzen
Carolyn J. Madison aus den USA:

Im Oktober 1985 wurde ihr offenbart, daß ihr linker Eierstock im dritten Stadium tumorös ist. Der weit fortgeschrittene Tumor griff bereits auf den Dickdarm über.

Carolyn wurde darüber informiert, daß ihr die behandelnden Ärzte bestenfalls noch 6 Wochen zu leben gaben. Eine Chemotherapie sollte ihr nochmals Hoffnung bringen, doch bereits nach der zweiten Behandlung fiel Carolyn in ein Koma, aus dem sie erst nach 33 Tagen erwachte.

Knapp eineinhalb Jahre blieb der Tumor daraufhin inaktiv, bis er sich im Januar 1987 „zurückmeldete". Carolyn unterzog sich daraufhin einer restruktiven Darmoperation sowie auch einer anschließenden Chemotherapie.

Nach der Chemotherapie verlor sie ihren Gehörsinn im linken Ohr zu 73 % und im rechten zu 25 %. Darüber hinaus hatte sie immer wäßrige Augen und starke Gleichgewichtsprobleme, besonders in der Nacht. Dadurch fiel sie in ein emotionales, mentales und physikalisches Trauma, was zu Taubheit und extremen Schmerzen in ihren Beinen führte.

Obwohl die Chemotherapie dem Tumor Einhalt gebot, verschlechterte sich Carolyns Gesundheitszustand fortlaufend. Sie begann deshalb 1987 langsam daran zu arbeiten, ihre Gesundheit mit dem Erlernen alternativer Heilmethoden zu stabilisieren und zu verbessern. Das erlernte Heilwissen half ihr zwar zu überleben, doch die gesundheitliche Wiederherstellung blieb ihr bis zum 25. Januar 1997 verwehrt.

An diesem Januartag, schreibt sie, hat sie erstmals von Noni gelesen und am darauffolgenden Tag erstmals Noni getrunken. Zwei Wochen dauerte es bei ihr, bis die Schmerzen schwanden, das Gefühl in ihre Beine zurückkehrte und wieder Lebensfreude einkehrte. Seit diesem Tag, der für die 58jährige Carolyn Madison ein ganz besonderer Tag ist, trinkt sie Noni täglich, manchmal auch mehrmals.

Wundheilung
Charles Brandt aus den USA:

„Hallo, mein Name ist Charles, und ich bin gewöhnlich nicht bereit, Aussagen dieser Art zu machen, doch Noni hat wirklich einige bemerkenswerte Qualitäten. Ich habe in den vergangenen sechs Jahren immer wieder eine Ohrenentzündung gehabt.Ungefähr fünfzehn Jahre zuvor bekam ich eine massive Bestrahlung (an meinem rechten Ohr) gegen einen Gehirntumor.

Das Ergebnis war, daß der Knochen an meinem Ohr größtenteils zerstört wurde. Ich hatte eine offene Wundstelle hinter dem Ohr, wie ein kleines Loch. Ich wandte Noni für ca. eine Woche an. Das Loch ist völlig verheilt, was die Ärzte nicht erreichen konnten."

Multiple Sklerose, Arthritis u. a.
Pat Rizzi aus den USA:

„Mein Name ist Pat Rizzi. Bei mir wurde im Februar 1992 MS (Multiple Sklerose) diagnostiziert. Meine ursprünglichen Symptome waren Prickeln und Taubheit in meiner linken Hand und meinem linken Fuß.

Seit dieser Zeit erschienen die gleichen Symptome auch in meiner rechten Hand und dem rechten Fuß, aber nicht so schlimm. Mein Zustand verschlechterte sich so sehr, daß ich unfähig war, mein linkes Bein zu hochzuheben. Ich ging, indem ich meinen linken Fuß hinter mir her schleppte. Ich verlor Kraft und Geschicklichkeit in meiner linken Hand.

Die einfachsten Dinge waren schwierig und bald unmöglich zu bewältigen, wie z. B. das Öffnen eines Wasserhahnes, Öffnen von Schränken und Schubladen und Öffnen des Wagenfensters.

Es war sehr frustrierend und machte mich reizbar und ungeduldig. Mit meiner linken Hand konnte ich kein Trinkglas mehr hochheben. Ich konnte meine Finger nicht mehr gerade ausstrecken; sie krümmten sich wider meinen Willen. Mein Sehvermögen begann trübe zu werden, und gelegentlich war es schon so schlecht, daß ich Angst bekam, ich würde nun allmählich blind werden.

Ich habe eine Physikalische Therapie, Akupunktur und verschiedene Medikamente versucht. Nichts half mir. Ich leide außerdem an Arthritis, Schuppenflechte und chronischer Bronchitis. Und jeden Winter habe ich zwei von drei Wochen eine Erkältung.

Im späten Herbst 1996 erzählte mir ein Freund von Noni. Ich fing am 5. November an, Noni zu nehmen.

Drei Tage nachdem ich damit angefangen hatte, verschwand auch mein Arthritis-Schmerz.

Er ist seitdem nicht mehr zurückgekehrt. Innerhalb einer Woche bemerkte ich schließlich, daß ich besser gehen, mein linkes Bein heben und über einen Bordstein gehen konnte. Auch meine linke Hand verbesserte sich allmählich. Ich kann wieder Wasserhähne, Schranktüren und Schubladen öffnen. Sogar das Autofenster kann ich mit meiner linken Hand herunterkurbeln.

Auch scheint mein Sehvermögen besser zu sein. Im Januar bekam ich eine Erkältung, und sie dauerte nur vier Tage. Sie war nicht so schlimm wie in der Vergangenheit.

Kürzlich bemerkte ich, daß die flockigen Flecken der Schuppenflechte auf meinen Armen weg waren und auch die von meiner Brust verschwunden waren.

Auch meine Vitalität hat sich erneuert. Ich werde nicht mehr gleich müde, wenn ich nur das Bett machen muß, und ich brauche auch kein Schläfchen mehr jeden Nachmittag. Ich bin auch bei weitem nicht mehr so reizbar und frustriert wie früher.

Ich nehme ca. 60 ml Noni jeweils morgens und nachmittags, und ich verdanke all diese Verbesserungen Noni, und das in nur einigen wenigen Monaten."

Pilzinfektion
Anekdote von Brian aus den USA:

Brian hatte einen großen Pilz an seiner großen Zehe unter dem Nagel. Er wurde an mehreren Zehen im Oktober operiert. Er begann mit ca. 30 ml Noni am 10. November 1996.

Beim Besuch des Fußspezialisten, sagte dieser Arzt: „ Der Pilz ist tatsächlich verschwunden. Die Medizin, die wir Ihnen gegeben haben, hat tatsächlich gewirkt." Brian erzählte dem Arzt, daß dieser vergessen hatte, ihm die Pilzmedizin überhaupt zu verschreiben.

Der Arzt wollte ihn ohne Behandlung nicht weggehen lassen, so erklärte er dem Arzt, daß er Noni benutzt hatte. Daraufhin sagte der Arzt:" Ich glaube, wir wissen längst nicht alles".

Schuppenflechte, Entzündungen
Loretta Vrengdenhil aus den USA:

Ihr machte eine aggressive Schuppenflechte mehr als sieben Jahre lang zu schaffen. Oft flammte die Schuppenflechte gleich mehrmals pro Woche auf und bedeckte dabei annähernd 100 % ihres Körpers. Ihr gesamter Körper leuchtete rot, begleitet von schrecklichem Juckreiz.

Die entzündete Haut schuppte sich unaufhörlich und so schnell, daß Loretta nicht nur mit dem psychischen Problem ihres schuppenbedeckten Äußeren zu kämpfen hatte, sondern auch unter den physischen Folgen zu leiden hatte. Die dünnen und kranken Hautschichten führten dazu, daß es ihr ständig kalt war.

Die von ihr aufgesuchten Ärzte konnten ihr allesamt nicht helfen, und auch in der Mayo Klinik sagte man ihr nur, daß sie wohl oder übel mit diesem Manko leben müßte.

Loretta gab jedoch nicht auf und suchte nach Möglichkeiten, die stets entzündete, schmerzende und juckende Schuppenflechte los zu werden. Trotz den vielen Fehlschlägen und Enttäuschungen gab sie die Hoffnung nicht auf, bis ihre Nachbarin, Elaine, eines Tages das Gespräch auf Noni brachte.

Ein paar Tage später, an einem Sonntag, wie sie schreibt, begann sie Noni zu trinken. Anfangs über zwei Wochen etwa dreimal und danach zweimal täglich. Schon drei Tage später konnte sie erhebliche Veränderungen bemerken. Sie berichtet, daß Noni zuerst ihr inneres Wohlbefinden erheblich verbesserte und ihr neue Lebenskraft gab.

Etwa drei Wochen nach der Einnahme von Noni verbesserte sich der Zustand ihrer Haut. Die Schwellungen gingen zurück, und die Haut wurde stetig gesünder und klarer. Nach mehr als sieben Jahren konnte sie sich zum ersten Mal selbst sehen und nicht das, was die Krankheit aus ihr gemacht hatte.

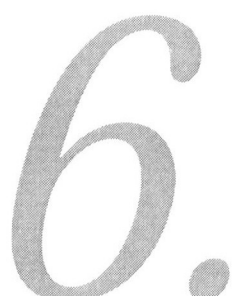

Über die Inhaltsstoffe in Noni

6.1 Inhaltsstoffe, nach Pflanzenteilen sortiert

Die Inhalts- und Wirkstoffe in Noni sind nicht gleichmäßig auf alle Pflanzenteile verteilt. Insbesondere konzentrieren sich die Anthrachinone hauptsächlich auf die Wurzeln und die Rinde. Die nachfolgende Aufstellung gibt eine grobe Übersicht, welche Inhaltsstoffe hauptsächlich in den verschiedenen Pflanzenteilen vorkommen:

BLÄTTER:
Alanin, Arginin, Asparginsäure, Cystein, Cystin, Glycin, Glutaminsäure, Histidin, Leucin, Isoleucin, Methionin, Phenylalanin, Prolin, Serin, Threonin, Tryptophan, Tyrosin, Valin, beta-Sitosterol, Ursolsäure, Ascorbinsäure, beta-Karotin, Calcium, Eisen, Niacin, Phosphor, Riboflavin, Thiamin, Anthrachinone, Glycoside, Harze.

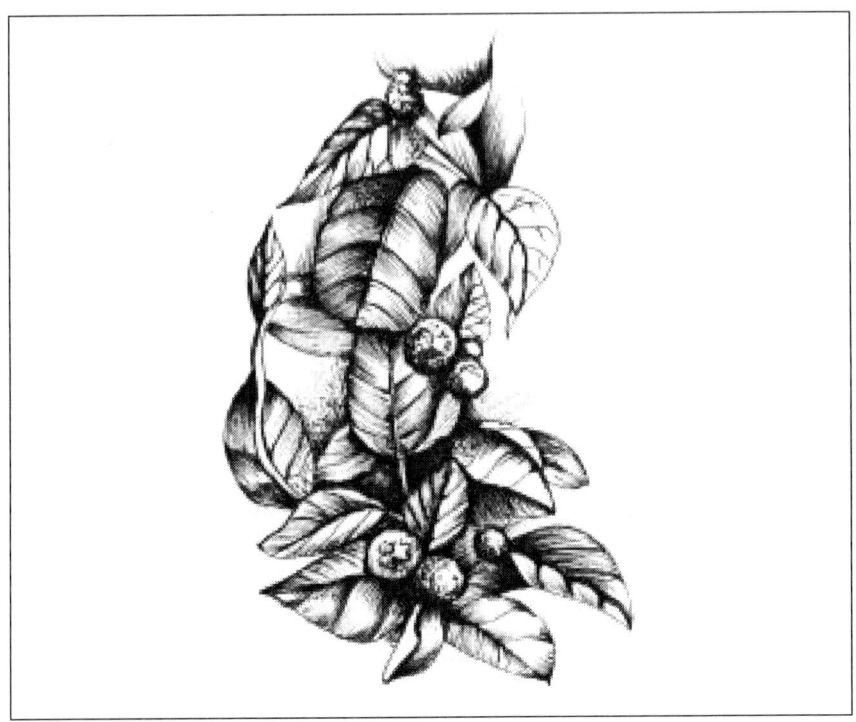

Abb. 6.1: Morinda citrifolia *(Noni)*

BLÜTEN:
5,7-Dimethylapigenin-4'-o-beta-d(+)-galactopyranosid,
6,8-Dimethoxy-3-methylanthraquinon-1-o-beta-rhamnosylglucopyranosid,
Acacetin-7-o-beta-d(+)-glucopyranosid.

FRÜCHTE:
Asperulosid, Butansäure, Benzoesäure, Benzylalkohol,
1-Butanol, Caprylsäure, Decansäure, (E)-6-Dodeceno-gamma-lacton,
(Z,Z,Z)-8,11,14-Eicosatriensäure, Elaidinsäure, Essigsäure,
Ethyldecanoat, Ethylhexanoat, Ethyloctanoat, Ethylpalmitat,
(Z)-6-(Ethylthiomethyl)benzen, Eugenol, Glucose, 2-Heptanon, Hexanal,
Hexanamid, Hexandinsäure, Hexansäure, 1-Hexanol, 3-Hydroxy-2-buta-
non, Laurinsäure, Limonen, Linolsäure, 2-Methylbutansäure,

3-Methyl-2-buten-1-ol, 3-Methyl-3-buten-1-ol, Methyldecanoat, Methylelaidat, Methylhexanoat, Methyl-3-methylthiopropanoat, Methyloctanoat, Methyloleat, Methylpalmitat, 2-Methylpropansäure, 3-Methylthiopropansäure, Myristinsäure, Nonansäure, Octansäure, Oleinsäure, Onanthsäure, Palmitinsäure, Scopoletin, Undecansäure, (Z,Z)-2,5-Undecadien-1-ol, Vomifol.

WURZELN:
Asperulosid, Damnacanthal, Lucidin, Morindadiol, Morindin, Morindon, Nordamnacanthal, Rubiadin, Rubiadinmonomethylether, Soranjidiol, Anthraquinone, Glycoside, Schleimstoffe, Harze, Sterole.

WURZELRINDE:
Alizarin, Chlororubin, Glycoside (Pentose, Hexose), Morindadiol, Morindanigrin, Morindin, Morindon, harzige Bestandteile, Rubiadinmonomethylether, Soranjidiol.

HOLZ:
Anthragallol-2,3-dimethylether.

PFLANZE:
Alizarin, Alizarin-alpha-methylether, Anthrachinone, Asperulosid, Hexansäure, Morindadiol, Morindon, Morindogenin, Octansäure, Scopoletin, Ursolsäure.

6.2 Inhaltsstoffe, alphabetisch

Die nachfolgende alphabetische Liste zeigt die wichtigsten Inhaltsstoffe von Noni. Sie hat keinen Anspruch auf Vollständigkeit.

Darüber hinaus kommen in Noni u. a. diverse Alkaloide, Anthrachinone (soweit nicht gelistet), Bioflavonide, Harze, Glycoside, Enzyme, Karotenoide, Pektine, Polypeptide, Proteine, Schleimstoffe, Sterole, Terpene und Wachse vor.

Die Anthrachinone treten oft in Form als Primveroside oder als Glycoside auf. Pro-Xeronin, Proxeroninase und Xeronin habe ich absichtlich nicht in die Liste aufgenommen, da bislang noch keine Informationen über ihre chemische Summenformel oder Struktur vorliegen.

Die genannten Spurenelemente liegen natürlich nicht in ihrer elementaren Form vor, sondern z. B. als Carbonate, Phosphate oder als metallorganische Verbindungen. Neben dem großen Spektrum an bioaktiven Substanzen sind insbesondere die Aminosäuren, Spurenelemente und Vitamine gut abgedeckt.

Acacetin-7-o-beta-d(+)-glucopyranosid
L-Äpelsäure
Alanin
Alizarin
Alizarin-alpha-methylether
gamma-Aminobuttersäure
Ammoniak
Anthragallol-2,3-dimethylether
Arginin
Asparginsäure
Asperulosid

Benzoesäure
Benzylalkohol
Biotin
1-Butanol
Butansäure

Calcium
Caprylsäure
Chlororubin
Chrom
Citronensäure
iso-Citronensäure
Cystein
Cystin

Damnacanthal
nor-Damnacanthal
Decansäure
5,7-Dimethylapigenin-4'-o-beta-d(+)-
    galactopyranosid
6,8-Dimethoxy-3-methylanthraquinon-1-o-
    beta-rhamnosylglucopyranosid
(E)-6-Dodeceno-gamma-lacton

(Z,Z,Z)-8,11,14-Eicosatriensäure
Elaidinsäure

Eisen
Essigsäure
Ethanol
Ethyldecanoat
Ethylhexanoat
Ethyloctanoat
Ethylpalmitat
(Z)-6-(Ethylthiomethyl)benzen
Eugenol

Folsäure
Fructose

Glucose
Glycerin
Glycin
Glutaminsäure

2-Heptanon
Hexanal
Hexanamid
Hexandinsäure
Hexansäure
1-Hexanol
Hexose
Histidin
3-Hydroxy-2-butanon
Histidin

Kalium
beta-Karotin
Kupfer

Laurinsäure
Leucin
iso-Leucin
Limonen
Linolsäure

Tab. 6.2: Hauptinhaltsstoffe von Morinda citrifolia – Teil I

85

Lucidin	Paraffin
Lysin	Pentose
	Phenylalanin
Magnesium	Phosphor
Mangan	Prolin
Methionin	
2-Methylbutansäure	Riboflavin
Methyl-2-buten-1-ol	Rubiadin
3-Methyl-3-buten-1-ol	Rubiadinmonomethylether
Methyldecanoat	
Methylelaidat	Saccharose
Methyl-3-methylthiopropanoat	Scopoletin
Methyloctanoat	Selen
Methylhexanol	Serin
Methyl-3-methylthiopropanoat	beta-Sitosterol
Methyloctanonat	Soranjidiol
Methyloleat	
Methylpalmitat	Thiamin
2-Methylpropansäure	Threonin
3-Methylthiopropansäure	Tryptophan
D-Milchsäure	Tyrosin
L-Milchsäure	
Molybdän	(Z,Z)-2,5-Undecadien-1-ol
Morindadiol	Undecansäure
Morindin	Ursolsäure
Morindogenin	
Morindon	Valin
Myristinsäure	Vitamin A
	Vitamin B1
Natrium	Vitamin B2
Niacin	Vitamin B5
Nonansäure	Vitamin B6
	Vitamin B12
Octansäure	Vitamin C
Oleinsäure	Vitamin E
Onanthsäure	Vomifol
Palmitinsäure	Zink

Tab. 6.2: Hauptinhaltsstoffe von Morinda citrifolia – Teil II

6.3 Testverfahren und Beispielergebnisse

Die nachfolgenden auszugsweisen Untersuchungsergebnisse zeigen, worauf Noniprodukte am Beispiel des Herstellers Morinda Inc. regelmäßig untersucht werden. Die Wiedergabe erfolgt im Originalwortlaut:

- Gamma Isotope Screening (**Test 1**)
- Heavy Metal Contamination Testing (**Test 2**)
- FDA PAM 410 Fruit & Vegetable Multiresidue Screening (**Test 3**)
- Yeast, Mold Count and Bacteria Screening (**Test 4**)
- Nutritional analysis Tahitian Noni® Juice (**Test 5**)
- Nutritional analysis Tahitian Noni® Hoa Kapseln (**Test 6**)

This independent lab specialises in testing for radioactive substances in food, soil, water and air. They are contracted by government and state nuclear facilities to test environmental integrity and assure quality control and environmental safety

Test #1	Teledyne IsoTopes Midwest Laboratory (Illinois)	
Test Name: GAMMA ISOTOPE SCREENING		
Below is the result of the analysis for gamma-emitting isotopes in a one ounce juice sample.		
Sample Description: Morinda Citrifolia Fruit Juice Lab Code:SPW-8645		
Isotope Concentration		
K-40	NATURAL	*401+9
Mn-54	ND	<0.2
Co-58	ND	<0.3
Co-60	ND	<0.4
Fe-59	ND	<0.4
Zn-65	ND	<0.6
Cs-134	ND	<0.2
Cs137	ND	<0.3
ND - Not detectable within sample preparation and accuracy of equipment * Natural occurring K-40 exists in all living organisms.		

Tab. 6.3: Radioaktive Belastung

Process:
Gamma Isotopes Screen For Liquids. It is part of the government's Radiological Environmental Monitoring Program (REMP), required by the National Regulatory Committee (NRC). Isotopes are measured by an instrument using electromagnetic waves. When a sample is testing and an isotope is found, a „spike" or bump registers

on the screen. This spike is measured and the quality of the isotope is determined. Comparison Sample of Maximum FDA Radiation Levels: These maximum radiation levels the FDA allows for each of these products:

Non-fat Powdered Dry Milk < 370 BQ/KG

Compared to:
Tahitian *Morinda Citrifolia* Juice <0.6BQ/KG

Findings:
There are no gamma isotopes detected.

Test #2	CorningHazleton (Wisconsin)	
Test Name: HEAVY METAL CONTAMINATION		
Assay	Content/100 GM	
ARSENIC	ND	<0.010
CADMIUM	ND	<0.005
LEAD	ND	<0.005
MERCURY	ND	<0.0025
SELENIUM	ND	<0.0005
BERYLLIUM	ND	<0.005
COBALT	ND	<0.025
NICKEL	ND	<0.020
VANADIUM	ND	<0.025
ND · Not detectable within sample preparation and accuracy of equipment		

Tab. 6.4: Analyse auf Schwermetalle

CorningHazleton is the most nationally renown lab of its kind. Their list of nutrition and supplement testing services includes: a full range of testing for the food, restaurant and natural products industries, speciality services for dietary supplement manufactures, residue testing, and microbiology.

Process:
Screening test reflects the water and soil purity. If the soil is depleted of nutrients, or if contaminated by pesticides, herbicides, fungicides, or commercial fertiliser, heavy metals will absolutely be detects.

Findings:
No heavy metal contamination was detected. The soil and water are pure. This is a direct indication and confirmation that Tahitian soils contain no heavy metal contamination from overproduction practices or commercial spraying which apply herbicides, fungicides, and pesticides.

Test #3	CorningHazleton	
Test Name: FDA PAM 410 FRUIT AND VEGETABLE MULTIRESIDUE SCREEN		
Assay	Content/PPM	
ORGANOPHOSPHATES	ND	<0.050
ORGANONITROGENS	ND	<0.500
ORGANOCHLORIMATED	ND	<0.200
N-METHYCLARBAMATES	ND	<0.100
ND - Not detectable within sample preparation and accuracy of equipment		

Tab. 6.5: FDA-Rückstandsanalyse für Frucht- und Gemüseprodukte

Process:

Four groups of residues (pesticides, herbicides, fungicides which contain heavy metals) are representative of 410 separate individuals screen tests for 410 different potential contaminates. These groups are Organophosphates, Organonitrates, Organochlorinated, and N-Methylcarbamates

Findings:

Out of 410 individual potential residue contaminates, none were detected.

Test #4	CorningHazleton
Test Name: YEAST AND MOLD COUNT	
YEAST COUNT	<10 COL/G
MOLD COUNT	<10 COL/G
SALMONELLA BAM	<NEGATIVE/25G
STANDARD PLATE COUNT	<10 CFU/G
STAPHYLOCOCCUS	<10 CFU/G
ESCHERICHIA COLI (E. COLI)	<10 CFU/G
COLIFORM-MOST PROBABLE NUMBER (MPN) TOTAL COLIFORM	0 MPN/G
ND - Not detectable within sample preparation and accuracy of equipment	

Tab. 6.6: Mikrobiologische Untersuchung

Process:

This test does a thorough screening of detecting any signs of bacteria, mold and yeast. This screening is run with every batch and sub batch of Tahitian Morinda Citrifolia Juice, quality, assuring our pasteurisation process.

89

Findings:
Example of purity: FDA regulations require that Grade A milk standard plate count registers no higher than 100,000 colonies per gram.

TAHITIAN NONI® JUICE NUTRITIONAL INFORMATION			
Vitamin and mineral content per 1 ounce/100 ml			
Vitamin A	5.88 IU	19.87	0.117 %
Vitamin C	6.029 mg	20.37	10 %
Calcium	6.76 mg	22.85	0.67 %
Iron	0.1088 mg	0.367	0.6 %
Vitamin E	0.235 IU	0.794	0.78 %
Vitamin B1	0.0029 mg	0.009	0.196 %
Vitamin B2	0.0029 mg	0.009	0.17 %
Niacin	0.147 mg	0.496	0.735 %
Vitamin B6	0.038 mg	0.128	1.91 %
Folic Acid	7.35 mcg	24.87	1.84 %
Vitamin B12	0.097 mcg	0.327	1.62 %
Biotin	1.47 mcg	4.968	0.49 %
Pantothenic Acid	0.147 mcg	0.496	1.47 %
Phosphorous	2.058 mg	6.956	0.205 %
Magnesium	3.088 mg	10.43	0.772 %
Zinc	0.047 mg	0.158	0.313 %
Copper	0.006 mg	0.020	0.294 %
Other minerals: Note less than 2 % of the RDA is not a significant Source of this vitamin or mineral			
Chromium	0.147 mg	0.496	
Manganese	0.25 mg	0.845	
Molybdenum	0.294 mg	0.993	
Sodium	12.35 mg	41.74	
Total Carbohydrate:			
Potassium	28.52 mg	96.39	
Fructose	1.2 grams	4.056	
Glucose	1.1 grams	3.718	
Fiber	0.7 grams	2.366	

Tab. 6.7: Nährwertrelevante Inhaltsangaben Tahitian Noni®

Bei näherer Betrachtung der vorstehenden Werte aus Tabelle 6.7 erkennt man, daß die in Nonisaft enthaltenen Vitamine und Mineralien jeweils nur in niedriger Menge auftreten. Der tägliche Vitamin- und Mineralienbedarf wird daher bei normaler Dosierung nur etwa zu 2 Prozent abgedeckt.

Die neueste Errungenschaft auf dem Markt ist das Kapselprodukt Tahitian Noni Hoa®. Hier wird aus Blättern und Wurzeln gewonnenes Nonipulver in einem speziellen Einschlußverfahren mit Vitaminen, Mineralien und weiteren bioaktiven Komponenten angereichert, die in den verschiedenen Abschschnitten des Verdauungstraktes zeitversetzt abgegeben werden. Die chelatierten Mineralien sind doppelt aminosäuregebunden und insofern über 90 % bioverfügbar.

In Deutschland wird Tahitian Noni Hoa" aufgrund des hohen Vitamin-A- und Vitamin-D-Gehalts nach den geltenden Vorschriften als apotheken-pflichtiges Arzneimittel einzustufen sein. Grundsätzlich unterscheiden sich diese Noni-Kapseln von anderen darin, daß nicht die Frucht, sondern Blätter und Wurzeln der Nonipflanze verarbeitet werden.

Über den Nutzen von derartig ergänzten Noni-Kapseln kann man geteilter Meinung sein, zumal man sich die zugesetzten Inhaltsstoffe anderweitig sicher preiswerter zuführen kann. Die besondere Verkapselung zusammen mit ihrer Folge, die jeweiligen Inhaltsstoffe zeitversetzt und dort freizusetzen, wo sie am besten wirken, ist sicher im Zusammenhang mit Noni eine Innovation. Allerdings werden preiswerte moderne Multivitaminpräparate nach dem gleichen Prinzip hergestellt.

Das Neue reduziert sich dahingehend, daß Noni und ergänzende Substanzen in nur einem Produkt enthalten sind. Die nachfolgende Tabelle 6.8 zeigt die nährwertrelevanten Inhaltsstoffe dieses Kombipräparats und seine Freisetzung in den verschiedenen Teilen des Verdauungsapparates.

Magen #1	Diese Kapsel enthält spezielle Vitamine, die die Bioverfügbarkeit erhöhen. Magensäure trägt wesentlich zur Erschließung der hier enthaltenen Inhaltsstoffe bei.
Magen #2	Der Großteil der Pflanzen-Wirkstoffe ist in dieser Kapsel enthalten, da die Verdauungsarbeit der Magensäure und Darmsekrete hierfür benötigt werden. Noni spielt eine wichtige Rolle bei der Absorption.
Dünndarm	Die Nährstoffe in dieser Kapsel werden im Dünndarmbereich ausgeschüttet für optimale Ausnutzung. Auch enthalten sind Antioxidantien die fettlösliche Nährstoffe schützen.
Dickdarm	**B Vitamine** (wasserlöslische) werden in diesem Bereich freigesetzt, wo sie leicht aufgenommen werden können, ohne durch starke Magen-, Bauchspeichel- und hepatische (Leber)Säfte verdaut oder zerstört zu werden. Mineralien werden ebenfalls hier freigesetzt, da sie sich in den Säften des Dickdarms auflösen. Sie werden absorbiert, ohne mit anderen Nährstoffen oder Speisen zu reagieren.

	Inhaltsstoffe (1 Päckchen / 4 Kapseln)	Magen #1	Magen #2	Dünndarm	Dickdarm	Total	Tgl. Dosis
	Vitamine + Antioxidantien						
1	Vitamin A (as vitamin A palmitate)	1250 IU		1250 IU		2500 IU	5000 IU
2	Vitamin B1 (as thiamine hydrochloride)				12.5 mg	12.5 mg	25.0 mg
3	Vitamin B12 (as cyanocobalamin)			25 mg		25 mg	50.0 mg
4	Vitamin B2 (as riboflavin)				25 mg	25 mg	50.0 mg
5	Vitamin B3 (as niacinamide, niacin acid)				25 mg	25 mg	50.0 mg
6	Vitamin B6 (as pyridoxine hydrochloride, pyridoxine 5-phosphate)			25 mg		25 mg	50.0 mg
7	Vitamin C (as ascorbic acid and calcium ascorbate)	30 mg			150 mg	180 mg	300.0 mg
8	Vitamin D (as cholecalciferol)	100 IU				100 IU	200 IU
9	Vitamin E (as d-alpha tocopheryl acetate, dl-alpha tocopherol acetate)	60 IU		80 IU		140 IU	280 IU
10	Pantothenic Acid (as d-calcium pantothenate)	25 mg				25 mg	50.0 mg
11	Biotin		7.5 mg			7.5 mg	15.0 mg
12	Grape Seed Extract			1 mg		1.0 mg	2.0 mg
13	Pine Bark Extract			1.25 mg		1.25 mg	2.5 mg
14	Glutathione			2.5 mg		2.5 mg	5.0 mg
15	L-Methionine			2.5 mg		2.5 mg	5.0 mg
16	Liver Extract			5 mg		5 mg	10.0 mg
17	Red Wine Proanthocyanidins			12.5 mg		12.5 mg	25.0 mg
	Andere						
18	Folate (as folic acid)			400 mcg		400 mcg	800.0 mcg
19	Glutamic Acid (as glutamic acid hydrochloride)			6.3 mg		6.3 mg	6.3 mg
	Phytofaktoren						
20	Green Tea Extract				12.5 mg	12.5 mg	25.0 mg
21	Bilberry Extract				2.5 mg	2.5 mg	5.0 mg
22	Alfalfa Grass	1.3 mg				1.3 mg	2.6 mg
23	Apple Pectin	5 mg				5.0 mg	10.0 mg
24	Astragalus Root	7.5 mg				7.5 mg	15.0 mg
25	Barley Grass Powder	12.5 mg				12.5 mg	25.0 mg
26	Bee Pollen	25 mg				25.0 mg	50.0 mg
27	Betaine (as betaine hydrochloride)	7.5 mg				7.5 mg	15.0 mg
28	Broccoli Powder	12.5 mg				12.5 mg	25.0 mg
29	Cabbage Powder	12.5 mg				12.5 mg	25.0 mg
30	Carrot Powder	6.3 mg				6.3 mg	12.6 mg
31	Chlorella Powder	6.3 mg				6.3 mg	12.6 mg
32	Choline (as choline bitartrate)	35 mg				35 mg	70.0 mg
33	Citrus Pectin	1.3 mg				1.3 mg	2.6 mg
34	Curcumin/turmeric (turmeric extract)	2.5 mg				2.5 mg	5.0 mg
35	Dong Quai Powder	1.3 mg				1.3 mg	2.6 mg
36	Echinacea Root	7.5 mg				7.5 mg	15.0 mg
37	Garlic (deodorized)	6.3 mg				6.3 mg	12.6 mg
38	Gingko Biloba Extract	2.5 mg				2.5 mg	5.0 mg
39	Hesperidin	5 mg				5.0 mg	10.0 mg
40	Horsetail Herb	33 mg				33.0 mg	66.0 mg
41	Inositol	62.5 mg				62.5 mg	125.0 mg
42	Korean Ginseng	12.5 mg				12.5 mg	25.0 mg
43	Lemon Bioflavonoid	12.5 mg				12.5 mg	25.0 mg
44	Ligustrum	2.5 mg				2.5 mg	5.0 mg
45	**Noni (leaves, roots)**	prop.	prop.	prop.	prop.	prop.	prop.
46	Oat Bran	1.3 mg				1.3 mg	2.6 mg
47	Parsley	1.3 mg				1.3 mg	2.6 mg
48	Spirulina	6.3 mg				6.3 mg	12.6 mg
49	Raspberry Crystals	25 mg				25 mg	50.0 mg
50	Rose Hips	2.5 mg				2.5 mg	5.0 mg

Tab. 6.8: Nährwertrelevante Inhaltsangaben Tahitian Noni Hoa® – Teil I

Tab. 6.8: *Nährwertrelevante Inhaltsangaben Tahitian Noni Hoa® – Teil II*

Mechanismen der enzymatischen Katalyse

7.

Das durch Biosynthese aus dem Pro-Xeronin gewonnene Xeronin hat besondere Bedeutung für das Umwandeln von Proteinen in aktive Enzyme.

Um das folgende Kapitel 8 über Xeronin, seine Wirkweise und die Theorien von Heinicke und Solomon besser verstehen zu können, findet sich hier eine kleine Übersicht über die Mechanismen der enzymatischen Katalyse.

Enzyme sind Proteine. Jedes Protein ist einmal durch seine Aminosäuresequenz (die Primärstruktur), und zum anderen durch eine Tertiärstruktur (dreidimensionale Faltung der Polypeptidkette) determiniert. Die Ursache für die Einzigartigkeit liegt in der Anordnung und der Art der Aminosäureseitenketten. Durch sie bedingt wird eine Vielfalt von intramolekularen Nebenvalenzen ausgebildet, die ihrerseits die räumliche Struktur (Konformation) erst möglich machen und stabilisieren.

Somit wird eine eindimensionale Information, gespeichert als Nukleotidsequenz im Genom (DNS), überschrieben in mRNS und schließlich – übersetzt in eine Aminosäuresequenz – in eine dreidimensionale Struktur transformiert. Nur in dieser Form kann ein Protein (ein Enzym) katalytische Aktivität entfalten. Aus ihr heraus erklärt sich die Spezifität der Katalyse und die Selektivität für ein bestimmtes Substrat und gegebenenfalls für zusätzliche regulatorische Faktoren.

Enzymmoleküle sind im Vergleich zu den meisten Substratmolekülen relativ groß. Ihre Oberfläche ist nicht einheitlich strukturiert, sondern verfügt über ein Muster von Eindellungen, Rillen, Taschen, Höhlungen usw. Der Bereich, der ein Substratmolekül bindet, wird als aktives Zentrum bezeichnet, und er ist vor allem durch eine dem Substrat komplementäre Form gekennzeichnet. Hinzu kommt, daß im aktiven Zentrum ganz bestimmte Aminosäureseitenketten exponiert sind, die an der katalytischen Umsetzung des Substrats mitwirken.

Es gibt zahlreiche Enzyme, die auf Kofaktoren angewiesen sind. Bei ihnen läuft die Reaktion unter Beteiligung dieser zusätzlichen Faktoren ab. Mit anderen Worten: An der Moleküloberfläche wird zunächst der Kofaktor (z. B. NAD, FAD usw.) gebunden. In vielen Fällen ist sie so strukturiert, daß er in einer spezifisch geformten Tasche Platz findet. Je nach Molekültyp ist die Bindung entweder reversibel, wobei sie über schwache Interaktionen erfolgt, oder irreversibel durch kovalente Bindung. Die Gestalt des Holoenzyms (= Apoenzym [Protein] + Kofaktor [Koenzym]) bewirkt nunmehr die Selektivität. An der Katalyse sind Atome (bzw. ionisierte Gruppen des Koenzyms) beteiligt.

Die dargelegten Eigenschaften erklären bereits, weshalb an der Enzymoberfläche Reaktionen ablaufen können, die in freier Lösung nur unter erheblicher Zufuhr an Aktivierungsenergie möglich sind. Die Reaktionspartner werden nämlich in einen reaktionsbereiten Zustand, erkennbar an räumlicher Nähe und richtiger Lage zueinander, versetzt. Nach der Kollisionstheorie ist die Wahrscheinlichkeit, daß sich zwei Moleküle in freier Lösung begegnen und daß eine Bindung zwischen ihnen entsteht, gering, kann aber durch Energiezufuhr (Druck, Temperatur) beträchtlich gesteigert werden.

Xeronin und die Theorie von Heinicke und Solomon

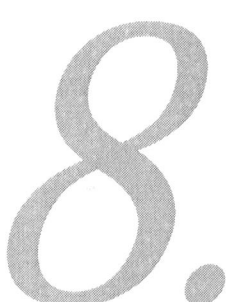

In Kapitel 2 wurden das Alkaloid Xeronin und sein Vorläufer Pro-Xeronin bereits vorgestellt. Erstmals wurde Xeronin im Jahre 1977 isoliert und in reiner Form gewonnen. Es ist sehr instabil, riecht ähnlich dem Alkaloid Nikotin und hat ein Molekulargewicht von angenähert 428. Das genaue Gewicht ist bislang ebenso wenig bekannt, wie seine chemische Summenformel oder seine Struktur. Beim Pro-Xeronin sieht es nicht anders aus. Allerdings liegt hier das Molekulargewicht bei ca. 4.000.

Xeronin selbst ist auch in Noni enthalten, wenn auch nur in geringer Menge – im Gegensatz zu seiner Vorstufe, dem Pro-Xeronin. Besonders gut läßt sich Xeronin aus Pflanzen isolieren, die sich durch eine schnelle Wachstumsphase und eine lange Ruhephase auszeichnen, z. B. aus vielen Wüstenpflanzen.

Aber auch aus Tieren läßt sich Xeronin gut isolieren. Eine gute Quelle hierzu ist die Extraktion aus der Magenwand oder Pankreassekreten. Diverse Verfahren wurden für das Isolieren aus pflanzlichen und tierischem Material und für den Nachweis dieser bioaktiven Verbindungen beschrieben (U 2–3).

Xeronin kann bioaktive und biopassive Formen u. a. in Abhängigkeit des pH-Wertes annehmen. Ein niedriger pH-Wert (3,0–4,5) und die Gegenwart von Cystein schützen Xeronin vor seinem Zerfall durch Oxidation. Nonisaft liegt in diesem pH-Bereich und enthält auch das in der Pflanze vorkommende Cystein.

Über die Biosynthese von Pro-Xeronin und seine Umwandlung in Xeronin ist bislang nicht sehr viel bekannt. Noni enthält jedoch bis auf Ornithin alle speziellen Aminosäuren, die in der pflanzlichen Synthese von Alkaloiden üblich sind und darüber hinaus bereits komplexere Zwischenprodukte, wie Phenylalanin, Tyrosin oder Tryptophan, die selbst schon zur Gruppe der Alkaloide gehören.

Die Biosynthese von Alkaloiden ist nicht auf einen Weg beschränkt. So kann das gleiche Alkaloid in verschiedenen Pflanzenarten oder bei Mensch und Tier auf ganz unterschiedliche Weisen entstehen. Ausgangsbasis sind jedoch immer Aminosäuren.

Zudem ist ein Enzym notwendig.

Das spezifische Lysozym wurde sowohl von Heinicke als auch von Dr. Gerald Klein isoliert. Klein hat für das Verfahren das US Patent 4.197.291 im Jahre 1980 erhalten (U 4). Dieses nicht proteolytische, hydrolytische Enzym wurde von Heinicke Proxeroninase genannt. Es ist in der Natur weit verbreitet. So kommt es u. a. auch in nicht pasteurisierter Milch vor.

Auf eine einfache Formel gebracht entsteht Xeronin aus dem Pro-Xeronin durch Reaktion mit einem Lysozym, in diesem Fall der Xeroninase. Allerdings sind für diesen Prozeß noch Co-Faktoren notwendig, die bislang noch nicht restlos aufgeklärt sind. Man weiß jedoch, daß auf jeden Fall Kalzium-Ionen vorhanden sein müssen.

Im Gespräch ist hierbei u. a. Serotonin bei der Biosynthese im menschlichen Organismus, da bei der Gabe von Noni der Serotoninspiegel sinkt. Allerdings kommt die Pflanze ohne diesen Neurotransmitter aus.

Die nebenstehende Grafik veranschaulicht das Bilden von Xeronin und die Zellabsorption.

Zur physiologischen Wirkung von Xeronin vertritt Heinicke die begründete Meinung, daß Xeronin in der Lage ist, die strukturelle Beweglichkeit von spezifischen Proteinen und damit ihre Reaktionsfreudigkeit zu beeinflussen.

Das kann in Abhängigkeit zu der Funktion des jeweiligen Proteins weitreichende Folgen haben. So kann Xeronin bestimmte inaktive Proteine in aktive Enzyme verwandeln. Die Reaktion von Xeronin beispielsweise mit k-Casein (Milcheiweiß) verwandelt dieses Protein in ein Enzym, das durch Selbstauflösung ein bestimmtes Polypeptid freisetzt. Diese Reaktion erklärt, wie Xeronin in der Lage ist, das Milcheiweiß gerinnen zu lassen.

98

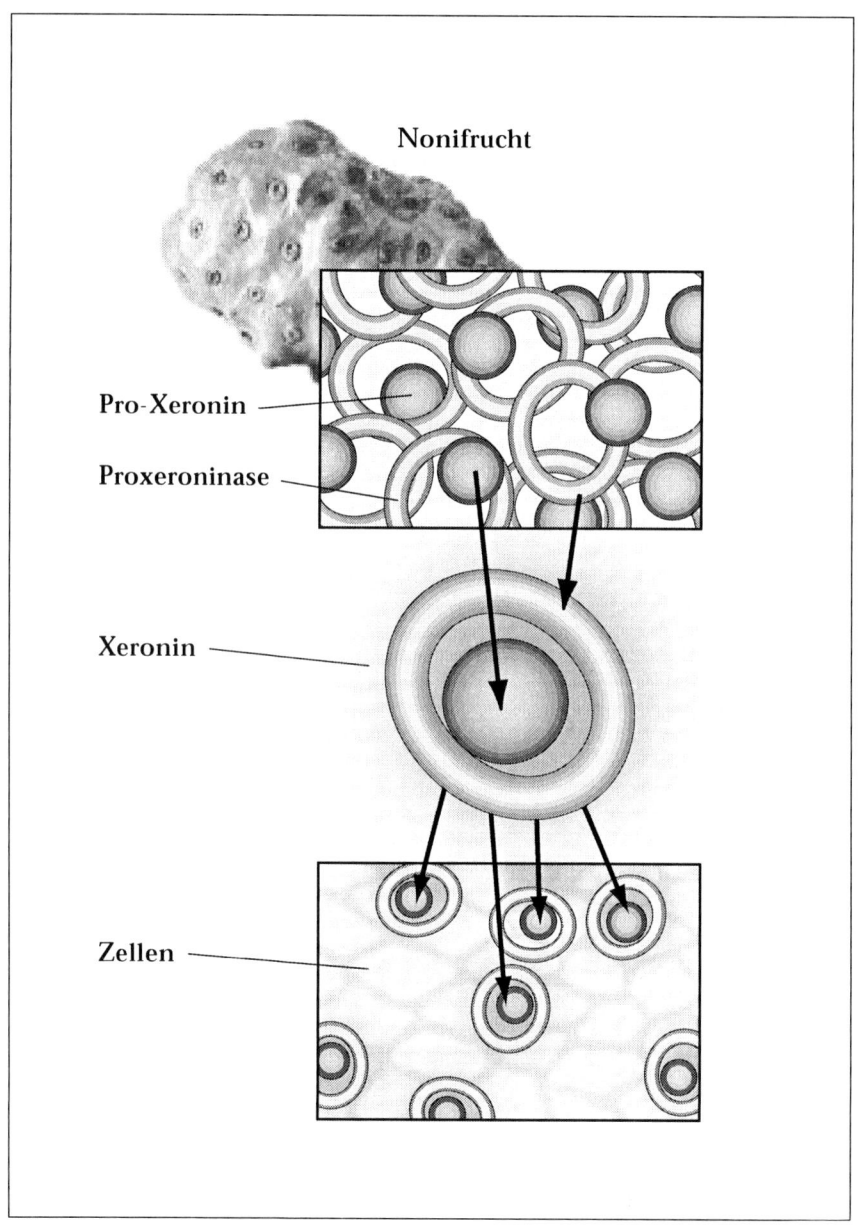

Abb. 8.1: Das Entstehen von Xeronin

Xeronin aktiviert u. a. das körpereigene Enzym Collagenase. Diese Reaktion mag die einzigartige Wirkung bei Hautverletzungen (u. a. Verbrennungen) von bestimmten Zubereitungen aus der Ananas oder Noni erklären und bewirken, daß bestimmte pflanzliche oder bakterielle Amylasen aktiviert werden.

Wenn ein Proteinrezeptor, das ist ein Teil der Proteinoberfläche, der zum Andocken benutzt wird, an die Außenwand (Membran) einer Zelle gelangt, dann kann die Reaktion von Xeronin mit dem Rezeptor darüber entscheiden, ob das Protein die Zellmembran durchdringen darf oder nicht.

Xeronin hat daher im übertragenen Sinne auch die Funktion als „Türsteher" der Zelle. Ein Mangel an Xeronin hat zur Folge, daß die Zellernährung, der interzellure Stoffwechsel, leidet, da der Transit von Proteinen in die Zelle und aus ihr heraus nur noch eingeschränkt oder gar nicht mehr stattfindet.

Allerdings bevorzugen die Rezeptoren an der Zellmembran sowohl die Reaktion des Xeronins als auch das Vorhandensein spezieller Hormone, bevor die Membran durchlässig wird. Die kombinierte Nachfrage mag erklären, warum Noni in der Lage ist, bestimmte Hormone u. a. Adrenalin, Insulin, zu stimulieren.

Darüberhinaus wird ein Zusammenhang von Xeronin mit dem Energiehaushalt des jeweiligen Organismus vermutet.

Eine der herausragendsten Eigenschaften von Xeronin ist jedoch, seine großartige Wirkung auch in sehr hoher Verdünnung beizubehalten. Heinicke hat festgestellt, daß selbst eine so geringe Menge wie 10^{-10} g Xeronin pro 1 g Gewebe noch nachweislich biologisch wirksam ist.

Heinicke und Solomon haben zu der Biosynthese und Wirkweise von Xeronin eine besondere Theorie aufgestellt (S 8):

Sie vertreten die Ansicht, daß zunächst Pro-Xeronin im Verbund mit Hormonen, Coenzymen, Vitaminen, Mineralien, Aminosäuren, Serotonin und weiteren bioaktiven Stoffen in die Zellen eindringt und dort vom Golgi-Apparat zu spezifischen Paketen gebündelt werden. Das bedeutet, daß für jede Aufgabe aus dem vorgenannten Ausgangsmaterial neue Kompositionen gebildet, die dann an kranke oder reparaturbedürftige Zellen verschickt werden.

Der Golgi-Apparat ist in den meisten Körperzellen zu finden und hat nach den neuesten Erkenntnissen die Aufgabe eines Packers und Versenders. Jede Körperzelle hat eine individuelle Adresse, vergleichbar mit einer Postleitzahl und einer Hausnummer. Die Adressierung kann die eigene

Zelle oder auch eine beliebige andere Zelle oder Zellgruppe betreffen. Der Transport erfolgt über das Blut, die Lymphe oder zellintern, wobei nur die „empfangsberechtigten" Zellen die Pakete durch ihre Membranen passieren lassen. So kann im Prinzip jede Zelle mit einer anderen Zelle kommunizieren und zusätzlich spezifisch benötigtes Material zusammenstellen und liefern.

Erst am Ziel angekommen, wird Xeronin mittels des Lysozyms Proxeronase aus dem Pro-Xeronin gebildet und kann am Ort die Reparatur einer beschädigten Zelle einleiten. Das im Körper knappe Pro-Xeronin scheint hierbei eine lebensnotwendige Funktion beim Aufrechterhalten des Zellstoffwechsels einzunehmen und aufgrund seiner Größe (Molekulargewicht von ca. 4.000) und den damit vielfältigen Andockmöglichkeiten auf der Oberfläche u. a. den „Packesel" zu spielen.

Heinicke und Solomon stützen Ihre Theorie auf die Erkenntnisse von Dr. Guenther Blobel. Er hat für die Entdeckung des interzellularen Postsystems 1999 den Nobelpreis erhalten.

Anwendung und Einnahme von Noni

9.1 Übersicht Noni-Produkte und -Präparate

Die im Handel befindlichen Noni-Produkte unterscheiden hauptsächlich in ihrer Zweckbestimmung als Lebensmittel oder Arzneimittel. Zum Arzneimittel konvertieren sie regelmäßig, wenn sie nicht als Lebensmittel, sondern als Produkt mit bestimmten Heilaussagen ausgelobt werden.

Ein als Arzneimittel zugelassenes Noni-Produkt ist mir weder aus den USA noch aus Europa bekannt. Die verfügbaren Noni-Produkte werden regelmäßig als Lebensmittel mit bestimmter Zielausrichtung in den Verkehr gebracht. In den USA spricht man hierbei von „functional food" oder „dietary supplement", was etwa unserem Begriff der Nahrungsergänzung entspricht.

„Dietary" bedeutet nicht, daß so bezeichnete Produkte generell für besondere diätetische Ernährung oder für Diabetiker geeignet sind. Eine solche Bezeichnung sagt lediglich aus, daß es sich im allgemeinen von der Zweckbestimmung her um ein Lebensmittel und im speziellen um eines mit Inhaltsstoffen handelt, die entweder geeignet sind, Mangelzustände auszugleichen oder dem Körper für die Ernährung oder die Gesundheit förderliche Inhaltsstoffe in einer erhöhten und/oder speziell auf die Zielgruppe des Produktes ausgerichteten Konzentration zuzuführen.

Wir alle kennen Multivitaminsäfte, die künstlich mit Vitaminen angereichert sind, die isotonischen Getränke für Sportler oder die Energy Drinks für das jüngere Publikum.

Noni in seiner Form als Fruchtsaft, ob naturbelassen oder mit Zusätzen versehen, fällt in die gleiche Kategorie wie die vorgenannten Beispiele. Es ist ein Lebensmittel, das aufgrund seiner Zusammensetzung und der in Noni enthaltenen Inhaltsstoffe ein ausgeprägt gesundheitsbewußtes Publikum anspricht.

Bei Noni, das in Form von Kapseln oder als Brausetablette angeboten wird, ist dies nicht anders. Es gibt zwar immer wieder Lobbyisten, die alleine aus dem Angebot als Kapsel solchen Produkten den Stempel des Arzneimittels aufdrücken wollen, um damit die Vermarktung zu behindern oder sie bestimmten Wirtschaftskreisen vorzubehalten Das ist m. E. jedoch nicht zwingend folgerichtig, solange Kapselprodukte nicht mit Heilaussagen beworben werden. Noni-Kapseln, und -Brausetabletten stellen lediglich eine konzentrierte Form dar, die auf eine besondere Bequemlichkeit bei der Aufbewahrung, Haltbarkeit und der Verträglichkeit abzielt.

Die oft gestellte Frage „Was ist besser – Saft oder Kapseln?" kann nicht allgemein beantwortet werden. Abgesehen von der Darreichungsform steht der Wirkstoffgehalt in direktem Zusammenhang mit der Herkunft des Ausgangsmaterials und seiner Verarbeitung, die z. T. sehr unterschiedlich sind. Saftprodukte enthalten jedoch in der Regel einen höheren Anteil an Anthrachinonen und entwickeln damit eine bessere antibakterielle Wirkung.

Jetzt werden Sie sich vielleicht sagen, ich möchte Noni nicht, um mich besser zu ernähren, sondern speziell wegen seiner gesundheitsfördernden Eigenschaften oder um bestimmte Krankheiten damit direkt oder begleitend zu therapieren. Das eine schließt das andere nicht aus.

Natürlich hat Noni die im vorderen Teil des Buches beschriebenen Wirkungen, so wie z. B. das Lebensmittel Banane die Eigenschaft hat, mitzuhelfen, die Magenschleimhaut zu erneuern. Noni, wie auch die Banane werden jedoch als Lebensmittel vermarktet, was neben ihrer ernährungsphysiologischen Bedeutung die in ihnen steckende Heilkraft nicht berührt.

9.2 Dosierung und allgemeine Anwendungshinweise

Dosierung ist eigentlich das falsche Wort, da Lebensmittel im allgemeinen Sprachgebrauch nicht wie Arzneimittel dosiert werden. Dennoch bleibe ich bei diesem Begriff, da Noni derart mächtig ist, daß bereits sehr kleine Mengen wirken. Zudem ist gerade Nonisaft ein Getränk, das man alleine schon wegen des Preises nicht in großen Mengen oder als Durstlöscher konsumieren wird. Vergleichen Sie Noni mit einem hochwertigen Speiseöl. Das ist auch ein Lebensmittel und wird sparsam eingesetzt. Wenn Sie eine Flasche Olivenöl trinken, werden Sie anschließend ein stilles Örtchen aufsuchen müssen. So verhält es sich auch mit Noni, wenn Sie es in großen Mengen zu sich nehmen.

Flüssige Noniprodukte aus den USA werden oft in ihrer Menge nur in „fluid ounces" (floz oder FL.OZ) und nicht zusätzlich in Milliliter (ml) oder Liter (l) angegeben.

1 floz = 29.57353 ml = ca. 2 Eßlöffel

Wenn bei Dosierungsangaben für Flüssigkeiten nur OZ oder ounces angegeben werden, sind immer die „fluid ounces" gemeint. Übliche Handelsgrößen sind

16 floz = 473.1765 ml
32 floz = 946.3529 ml

Einen guten Umrechner für Maße und Gewichte aller Art finden Sie auch im Internet unter:
http://www.chemie.fu-berlin.de/chemistry/general/units.html.

Noni-Kapseln oder -Brausetabletten enthalten in der Regel 500 mg Nonipulver oder -granulat. Es gibt aber auch Außenseiter bei den Kapselherstellern, die 620 mg Noni pro Kapsel anbieten.

Um mit den Dosierungsempfehlungen bei den Nonisäften vergleichen zu können, ist es wichtig zu wissen, wie konzentriert das jeweils benutze Noni-Pulver oder -Granulat ist. Übliche Verhältnisse sind hier 4 : 1 und 7 : 1. Das bedeutet z. B. beim Verhältnis 7 : 1, daß aus 7 kg der reifen und Saft enthaltenden Frucht durch Wasserentzug 1 kg Pulver oder Granulat gewonnen wird.

Weiter zu beachten ist, daß bei Pulver oder Granulat nicht, wie beim fertigen Saftprodukt, noch zwischen 6 % und 11 % anderweitige Fruchtsäfte zur Geschmacksverbesserung beigemischt sind.

1 Kapsel mit Pulver im Verhältnis 7 : 1
  entspricht etwa 1 floz fertigen Saftprodukts.

1 Kapsel mit Pulver im Verhältnis 4 : 1
  entspricht etwa knapp ½ floz fertigen Saftprodukts.

9. 3 Aufbewahrung und Haltbarkeit

Noni-Saftprodukte enthalten meist keine Konservierungsstoffe oder Kohlensäure und sind daher nach dem ersten Öffnen nur noch sehr begrenzt haltbar. Geöffnete Flaschen oder Gebinde sollten daher erstens im Kühlschrank gelagert und zweitens innerhalb eines Monats verbraucht werden. Abgesehen vom sich verändernden Geschmack können Sie sich an der Farbe orientieren.

Frischer Noni-Saft hat eine kräftig rotbraune Färbung. Kippt die Farbe ins Schwarze um, entwickelt der Saft keine enzymatische Aktivität mehr und ist in Folge wertlos und nicht mehr für den Verzehr zu empfehlen. Gelagert werden kann der noch original verschlossene Saft entsprechend der jeweiligen Herstellerangaben (Haltbarkeitsdatum) vor Licht und Sonne geschützt bei Raumtemperatur, besser jedoch an einem kühlen Ort. Sie müssen Ihre Vorräte daher nicht alle im Kühlschrank aufbewahren.

Vor dem Gebrauch ist der Saft gut zu schütteln, damit sich die am Boden abgesetzten Schwebstoffanteile wieder gut verteilen. Übliche angebotene Noni-Säfte enthalten ca. 10 % Fruchtanteil in Form von Zellstoffen, da die Früchte in der Regel nicht ausgepreßt, sondern komplett verarbeitet und püriert werden. Zudem wird der rohe Saft, der nicht unserem Geschmacksempfinden entspricht, durch die Zugabe anderer Fruchtsäfte im Aroma geschmacklich so abgestimmt, daß er zum Genuß wird.

Noni-Kapseln oder andere konzentrierte feststoffliche Zubereitungen, wie Brausetabletten sind unproblematisch in ihrer Aufbewahrung. Sie können auch die geöffnete Packung bei Raumtemperatur unbesorgt bis zum Erreichen des Haltbarkeitsdatums aufbewahren.

9.4 Einnahmeempfehlungen

Noni sollte etwa *30 Minuten vor dem Essen* oder generell auf nüchternen Magen eingenommen werden.

Noni-Saft:
1–2 Teelöffel als Test auf allergische Reaktionen
1–2 Eßlöffel täglich als Vorbeugung
2–3 Eßlöffel täglich dreimal bei therapeutischer Anwendung

Besonders schwache oder empfindliche Personen können Nonisaft auch über den Tag verteilt in ganz kleinen Mengen einnehmen.
Schlucken Sie den Saft nicht gleich herunter, sondern behalten Sie ihnen ein paar Augenblicke im Mund. Bewegen Sie ihn dabei ein wenig hin und her. Diese Vorgehensweise gibt den Nerven in Mund und Gaumen Gelegenheit, die Verdauungsorgane auf die Verarbeitung von Noni vorzubereiten. Der exotische Fruchtsaft wirkt auf diese Weise besser. Eine teilweise Absorption der Inhaltsstoffe kann so auch bereits im Mundraum erfolgen. Der Mund- und Rachenraum profitiert auf diese Weise auch direkt von der antibakteriellen Wirkung von Noni. Das gilt auch bei der Anwendung von Noni-Brausetabletten.

Noni-Brausetabletten mit 500 mg Noni pro Tablette:
1–2 Brausetabletten täglich als Vorbeugung
2–3 Brausetabletten täglich bei therapeutischer Anwendung

Noni-Kapseln mit 500 mg Noni pro Kapsel:
1–2 Kapseln täglich als Vorbeugung
2–3 Kapseln täglich bei therapeutischer Anwendung

Grundsätzlich soll jeweils soviel Noni genommen werden, daß der gewünschte Effekt erzielt wird. Das ist bei Konsum als Nahrungsergänzungsmittel täglich 30 ml (gut zwei Eßlöffel) Saft oder eine Kapsel/Brausetablette zu 500 mg Nonikonzentrat. Bei therapeutischer Anwendung kann die Dosis über den Tag verteilt bis zum Faktor 5 gesteigert werden.

Für Kinder und Jugendliche unter 16 Jahren reicht in der Regel jeweils die halbe Menge.

Tipp: In der hawaiianischen traditionellen Medizin heißt es, Nonisaft würde optimale Ergebnisse bringen, wenn man nach der Einnahme einige Zeit, vielleicht etwa eine oder zwei Stunden, ruhen würde, weil sich der Körper dann ganz auf seine Regeneration konzentrieren könne.

Bei Haustieren wird Noni ähnlich angewandt wie bei Menschen. Ob Katze, Hund, Vogel oder Meerschweinchen: Die Wirkungen stellen sich hier oft sogar noch schneller ein als beim Menschen. Die meisten Tiere mögen den Saft auch gerne pur oder mit etwas Wasser verdünnt oder von der Hand schlecken.

Natürlich soll die Dosierung dem Körpergewicht angepaßt werden. Ein Wellensittich benötigt keine zwei Eßlöffel Noni am Tag. Haustiere mit einem Gewicht unter 50 kg erhalten die gleiche Saftdosis wie Kinder. Kleinere Tiere entsprechend weniger. Bei Tieren ist besonders die antiparasitäre Wirkung von Noni hervorzuheben.

Der Anwendung von Nonisaft hat Isabelle Navarre-Brown ein eigenes Buch gewidmet „53 Ways to Use Noni Fruit Juice for your Better Health", das ich jedem empfehle, der noch tiefer in die Anwendungsvielfalt einsteigen möchte. Im Besonderen stellt Navarre-Brown Rezepte mit Noni vor und beschreibt zudem in einem eigenen Kapitel das Anwenden von Noni bei Haustieren (N 2).

9.5 Medikamente und Noni

Es ist eine Erfahrungstatsache, daß sich die Dosis parallel zu Noni gegebener Medikamente in vielen Fällen bei gleicher Wirkung verringern läßt. Dies untermauert die Annahme, daß Noni geeignet ist, positiv auf den Zellstoffwechsel einzuwirken, und damit den Transport von Medikamenten zu ihrem Ziel optimiert und Verluste minimiert. Darüber hinaus lassen sich keine allgemeingültigen Aussagen zu einer Wechselwirkung mit Medikamenten machen. Grundsätzlich sollte daher Noni bei paralleler Einnahme von Medikamenten immer der behandelnde Arzt informiert bzw. konsultiert werden.

Bei oraler Einnahme von Medikamenten mit zeitlichem Abstand von mindestens 30 Minuten zur Noni-Einnahme wird wenigstens eine mögliche Mischreaktion im Verdauungstrakt weitgehend reduziert. Aufgrund seiner das Immunsystem positiv stimulierenden Wirkung ist Noni generell kontraproduktiv zu Immunsuppressoren, Medikamenten, die das Immunsystem in seiner Funktion schwächen. Solche werden u. a. eingesetzt, um die Abstoßungsreaktion bei Organtransplantationen zu unterbinden. Bei einer Chemotherapie im Rahmen einer Krebsbehandlung und paralleler Gabe von Noni sind Nutzen und ggf. kontra produktive Wirkung von Noni abzuwägen und ggf. empirisch zu ermitteln.

Hinweis: Medikamente und Noni mit zeitlichem Abstand einnehmen. Eine halbe Stunde reicht üblicherweise aus. Das gilt auch für Kaffee, Tabak und Alkohol!

9.6 Die äußerliche Anwendung von Noni

Der traditionelle Einsatz von Noni kennt auch die äußerliche Anwendung, z. B. bei blauen Flecken, Wunden, Entzündungen und anderen Hauterkrankungen.

Tränken Sie eine sterile Kompresse mit dem Saft und verbinden Sie die zu behandelnde Stelle damit, so wie Sie es vom Anlegen eines kalten Wickels her kennen. Meist reicht die Anwendung von einigen Stunden. Sie können jedoch so einen Noni-Wickel auch über Nacht wirken lassen.

Die zusätzliche Einnahme von Noni ist in jedem Falle empfehlenswert. Noni wird neuerdings auch in allen möglichen Varianten in Form von kosmetischen Produkten (Cremes etc.) oder als Haarshampoo angeboten. Inwieweit hier auch eine positive medizinische Wirkung einhergeht, vermag ich derzeit nicht zu beurteilen. Insbesondere sind mir auch keine diesbezüglichen dermatologischen Studien bekannt.

Häufig gestellte Fragen

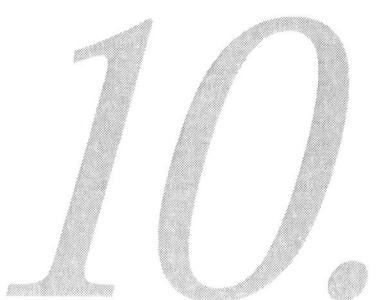

Wer sollte Noni konsumieren?

Grundsätzlich ist Noni für alle Menschen und Säugetiere verträglich und hilft den meisten Menschen, ihr Allgemeinbefinden zu verbessern und viele Krankheiten direkt oder begleitend zu behandeln oder ihnen vorzubeugen.

Können Schwangere und Stillende Noni genießen?

Ja! Es ist sogar besonders zu empfehlen, frühzeitig einer werdenden Mutter Nonisaft zu geben, um die Vitalstoffversorgung zu optimieren und so dem Körper wichtige Leistungsreserven zu erschließen. Außerdem helfen bestimmte Inhaltsstoffe der Nonifrucht auf natürliche Weise ausgeglichen, froher Stimmung und nervlich belastbarer zu sein.

Dürfen Kinder Noni genießen?

Die gesundheitsstabilisierenden Faktoren von Noni helfen Kindern jeden Alters dabei, auf ganz natürliche Weise mehr Vitalstoffe aus der Nahrung aufzunehmen, psychisch belastbarer zu sein und eine robuste Gesundheit zu erhalten. Gerade Schulkinder können ihre Leistungskraft so wirksam stärken. Jugendliche haben nach den uns vorliegenden Erfahrungsberichten oft deutlich geringere Probleme mit unreiner Haut.

Dürfen Tiere Noni genießen?

Tiere reagieren im allgemeinen sehr gut auf den exotischen Fruchtsaft. Wichtig ist neben der wie beim Menschen zu beobachtenden Verbesserung des Stoffwechsels und des Immunsystems auch die Parasiten abtötende oder austreibende Wirkung. Noni hat sich bei der Bekämpfung von vielen Parasitenarten, Amöben und krankmachenden Protozoen als wirksam erwiesen.

Dürfen Diabetiker Noni trinken?

Die in der üblichen Tagesportion von zwei Eßlöffeln enthaltene Menge von Kohlenhydraten ist gering, trotzdem sollten Diabetiker diese in ihre Berechnungen mit einbeziehen. Noni Fruchtsäfte enthalten ca. 3 g Zucker pro 100 ml. Generell ist Noni eine wichtige Hilfe für Diabetiker. Der Saft wird seit Jahrhunderten von den Kahunas, den traditionellen Heilern der polynesischen Inselwelt zur Behandlung von Diabetes (Typ 2) eingesetzt. Alternativ kann mit zuckerfreien Noni-Kapseln oder Noni-Brausetabletten gearbeitet werden. Diese sind auf jeden Fall für Diabetiker geeignet.

Wobei hilft Noni?

Die Anwendungsmöglichkeiten sind so vielfältig, daß ich sie hier nicht wiederholen möchte. Lesen Sie bitte das Kapitel 3, das sich mit den Hauptindikationen von Noni beschäftigt und die in der Einleitung beschriebenen traditionellen Anwendungen.

Wie schnell hilft Noni?

Dies ist von Mensch zu Mensch natürlich unterschiedlich. Wenn die Empfehlungen, die ich in diesem Buch in Bezug auf Dosierung und Anwendung gegeben habe, berücksichtigt werden, sollten sich innerhalb von ein bis vier Monaten deutliche Verbesserungen in der körperlichen und/oder seelisch-geistigen Verfassung einstellen.

Hilft Noni jedem und immer?

Nein, natürlich nicht. Aber es hilft in sehr vielen Fällen. Und da es bisher meines Wissens noch keinem geschadet hat, ist es einen Versuch wert, einmal ein Vierteljahr gründlich zu testen, ob sie nicht auch zu der großen Gruppe von Menschen gehören, denen Noni in vieler Hinsicht gut tut.

Gibt es einen Placebo-Effekt?

Natürlich, es gibt den Placebo-Effekt. Er steht jedoch in Abhängigkeit zu dem, was Sie in Noni neben seiner tatsächlichen Wirkung zusätzlich an Erwartung hinein interpretieren oder glauben. Es ist eine Frage der Beziehung, die Sie zu Noni aufbauen oder nicht. Der Wille insbesondere bei der therapeutischen Anwendung von Noni zu gesunden oder Besserung zu er-fahren und das Vertrauen in die heute schon nachgewiesenen Wirkungen von Noni stellen wesentliche Faktoren für einen erfolgreichen Heilungsprozeß dar. Deswegen wirken die in Noni enthaltenen Substanzen in sich nicht besser oder schlechter, jedoch bei entsprechender psychischer Akzeptanz wird ihr Körper in die Lage versetzt, optimaler mit der Unterstützung von außen umzugehen und die Selbstheilungskräfte besser zu mobilisieren. Der Aufbau einer persönlichen Beziehung zu Noni, auch transzendentaler Natur, ist geeignet, zu positiven Resultaten zu gelangen, die nach den heutigen wissenschaftlichen Erkenntnissen nicht zu erklären sind.

Wie soll ich Noni dosieren?

Die Einnahmeempfehlungen habe ich im vorangegangenen Kapitel 9 im Detail aufgeführt. Grundsätzlich ist zu unterscheiden, ob Noni als Nahrungsergänzung konsumiert oder im Rahmen einer Therapie eingenommen wird. Allgemein soll jeweils soviel Noni genommen werden, um den gewünschten Effekt zu erzielen. Das ist bei Konsum als Nahrungsergänzungsmittel täglich 20 ml (zwei Eßlöffel) Saft oder eine Kapsel/Brausetablette zu 500 mg Nonikonzentrat. Bei therapeutischer Anwendung kann die Dosis über den Tag verteilt bis zum Faktor 5 gesteigert werden.

Wie lange darf man Noni konsumieren?

Grundsätzlich sollten Sie Noni konsumieren, solange Sie sich damit besser fühlen. Manche Menschen spüren die positive Wirkung von Noni schon nach Tagen, andere erst nach Wochen. Als Prophylaxe und Nahrungsergänzungsmittel ist Noni alltagstauglich.

Gibt es eine Überdosierung für Nonisaft?

Im Rahmen der empfohlenen Nutzung nicht, ebensowenig, wie es eine Überdosierung für Orangensaft oder ähnliche Fruchtsäfte gibt. Wenn Sie allerdings Nonisaft zum Durstlöschen trinken, wundern Sie sich nicht über einen anschließenden Durchfall.

Wie rein ist Noni (Qualität)?

Diese Frage ist nicht pauschal zu beantworten, da es erstens unterschiedliche Hersteller und Verfahren gibt und zweitens die Nonipflanze geographisch an unterschiedlichen Orten vorkommt. Die einen schwören auf Noni aus Hawaii oder Fidschi, andere auf Noni von den Polynesischen Inseln. Wieder andere bevorzugen Noni aus Neuseeland, Australien oder

Indien. Es ist eine Glaubensfrage, denn was in einer Nonipflanze hier mehr enthalten ist, kommt in einer anderen weniger vor. Solange man nicht jeden einzelnen Inhaltsstoff quantitativ bestimmt und vergleicht, kann keine vergleichende Aussage getroffen werden.

Hinzu kommt, daß die bekannten Wirkstoffe nicht in allen Pflanzenteilen gleichmäßig vorkommen. Daher stellt die traditionelle medizinische Anwendung von Noni auf die Zubereitung aus krankheitsspezifischen Pflanzenteilen ab. Der im kommerziellen Endprodukt verbleibende Wirkstoffgehalt an den mehr als 140 bekannten Inhaltsstoffen in Noni variiert je nach Bodenqualität, Klima, Erntezeit, benutzten Pflanzenteilen und Verarbeitungstechnologie.

Hinzu kommt ferner, daß alle Hersteller in ihrer Ernteregion Nonipflanzenteile, meist die Früchte, querbeet abernten und so eine annähernd gleichbleibende Mischung von Pflanzen mit weniger und welchen mit mehr Wirkstoffgehalt erhalten.

Herbert Moniz aus Hawaii erhielt im Jahre 1994 ein Patent für ein besonders schonendes Verfahren zum Herstellen von Pulver aus Teilen der Nonipflanze, das gleichbleibende Qualität sicherstellt, den Erhalt der wirksamen Inhaltsstoffe gewährleistet sowie für das weitere Verarbeiten durch die pharmazeutische Industrie geeignet ist (U 5).

Generell führt jeder Hersteller auch Rückstandsanalysen durch, um sicherzustellen, daß sich keine unerlaubten Schwermetalle, Umweltgifte, Pflanzenschutzmittel oder Krankheitserreger im Fertigprodukt befinden. Bei Produkten aus französisch Polynesien ist darauf zu achten, daß sich die Strahlenbelastung aufgrund von Atomversuchen innerhalb oder besser unterhalb der unbedenklichen Normen befindet. Allerdings sind die Grenzwerte (bis zu 600 BQ/Kg) hierzu so hoch angesetzt, daß es meist keines Kunststückes bedarf, um innerhalb der zulässigen Werte zu bleiben. Bei allen kommerziellen Noni-Säften, die ich untersuchen ließ, lag der Wert jeweils unter der Nachweisgrenze von 20 BQ/Kg.

Ist bei 100 % Noni auch 100 % drin?

Dies trifft nur bei Kapseln oder Brausetabletten oder unverlängertem Konzentrat zu. Hier wird die Nonifrucht und ihr Saft meist im Verhältnis 4 : 1 oder 7 : 1 konzentriert und zu Granulat oder Pulver verarbeitet. Der Wirkstoffgehalt bleibt jedoch nur bei korrekter Gefriertrocknung im vollen Umfang erhalten, wird jedoch letztlich durch die mechanische Nachbearbeitung geringfügig verringert. Bei einer Angabe von 500 mg Noni pro Kapsel

114

oder Brausetablette können Sie sicher sein, daß diese auch bei allen mir bekannten Herstellern enthalten sind.

Ein reiner 100%iger Nonisaft wird kommerziell nicht angeboten, da er nicht schmecken würde. Saft wird jedoch regelmäßig mit 100 % beworben, wenn der Saft, der zur Herstellung des Fertigproduktes benutzt wird, unverlängert oder als Sirup konzentriert ist.

Dennoch arbeitet kein mir bekannter Hersteller mit original belassenem Saft bei der Abfüllung, sondern es wird zur besseren Transportmöglichkeit Saftkonzentrat eingesetzt und bei der Abfüllung das zuvor entzogene Wasser wieder ersetzt. Je nach Hersteller wird mit 6 bis 12 % anderen Fruchtsäften, u. a. Grapefruit, und manchmal auch noch zusätzlich mit bis zu 30 % Wasser verlängert.

Beim Zuckergehalt ist darauf zu achten, ob es sich um natürlichen Fruchtzucker handelt oder ob noch zusätzlich nachgezuckert wurde. Der jeweilige Hersteller gibt Ihnen sicher Auskunft, wie er sein Noniprodukt herstellt.

Wie lange ist Noni haltbar?

Als Pulver in Kapseln oder als Brausetablette hält sich Noni gut zwei Jahre. Saft ist original verschlossen und ohne direkten Lichteinfall bei Raumtemperatur gut ein Jahr haltbar, geöffnet im Kühlschrank noch gut einen Monat. Wenn der Saft seine dunkelbraune Farbe in Richtung Schwarz ändert, ist dies ein sicheres Anzeichen dafür, daß er seine enzymatische Wirkung verloren hat und nicht mehr konsumiert werden sollte.

Beeinträchtigt Noni die Fahrtüchtigkeit?

Nein, keineswegs, da es keine bewußtseinsverändernden, zum Beispiel berauschende, Wirkungen hat, nicht im medizinischen Sinne aufputscht oder besonders ruhig stellt. Noni hat zwar eine sedative Wirkung, die dem Lenken eines Fahrzeugs jedoch nicht entgegen steht.

Kann man von Noni süchtig werden?

Eine physische Abhängigkeit ist nicht möglich, da Noni keine suchterzeugenden Substanzen enthält. Noni kann aber bei der Entwöhnung von Suchtmitteln aller Art, wie Nikotin, Alkohol oder Rauschdrogen eine wertvolle Hilfe sein, wie aus einer ansehnlichen Reihe von Anwender-Erfahrungsberichten hervorgeht. Dr. Ralph Heinicke ist der Ansicht, daß es keine körperliche Entzugserscheinungen gäbe, die mittels Noni nicht binnen drei

Tagen in den Griff zu bekommen seien, da die Anregung der körpereigenen Xeroninproduktion durch Noni die Zellen des Körpers dazu anregt, Gifte, Schlacken, Viren und pathogene Bakterien zu lokalisieren und aus dem Organismus zu entfernen. Diese These ist m. E. übertrieben und noch näher zu untersuchen, bei welchen Suchtmitteln die Entzugserscheinungen tatsächlich gelindert werden. Bei Opiaten und deren Abkömmlingen ist dies jedoch der Fall.

Ist Noni sicher (ungewollte Nebenwirkungen)?

Bei professioneller Produktqualität sind mir keine gefährlichen Nebenwirkungen bekannt. Manche Nonianbieter bemühen die Food & Drug Administration (FDA) in den USA, eine Behörde, die ähnliche Aufgaben wie unser Bundesgesundheitsamt in Deutschland wahrnimmt, und behaupten, diese Behörde hätte Noniprodukte als GRAS (generally regarded as safe) eingestuft. Dies entspricht so nicht der Wirklichkeit. Die FDA prüft generell nur bei Arzneimitteln und überwacht die Verkehrsfähigkeit von Lebensmitteln, ähnlich wie in Deutschland. Für Fruchtsäfte gibt es in den USA einen besonderen Test, das „FDA PAM 410 Fruit & Vegetable Multiresidue Screening" (vgl. auch Kapitel 6.3).

Amerikanische Hersteller und Anbieter von Noniprodukten bringen Noni als Lebensmittel in den Handel, um die kostenintensive Zulassung als Arzneimittel zu vermeiden. Sie dürfen daher auch keinerlei Aussagen über eventuelle Heilwirkungen machen oder ihre Produkte mit derartigen Aussagen bewerben. Hierzu gehören auch die oft verwendeten Testimonials.

Der teilweise hohe Gehalt an Anthrachinonen bewirkt bei übermäßigem Konsum von Noni durch seine laxante Wirkung Durchfall.

Allergiker sollten, wie bei allen neuen Produkten, zunächst die Verträglichkeit mit kleinen Dosen prüfen, um sich vor unangenehmen Überraschungen zu schützen.

Wie bereits zum Thema der antibakteriellen Wirkung von Noni ausgeführt, enthalten insbesondere die Wurzeln der Nonipflanze sogar eine bei Einzelbetrachtung nachgewiesen cancerogen wirkende Substanz, das Lucidin, und generell mutagen wirkende Substanzen wie das Rubiadin.

Die Wirkung des Saftes ergibt sich jedoch aus dem Zusammenspiel aller enthaltenen Substanzen in einem komplexen Wechselspiel mit den körpereigenen Vorgängen, so daß die Betrachtung der Wirkung isolierter Bestandteile insbesondere im Laborversuch in vitro nicht zwingend den Schluß erlauben, in komplexer Umgebung sei mit einer identischen Wirkung zu rechnen. Die moderne Wissenschaft geht jedoch meist nicht nach ganzheit-lichen Gesichtspunkten vor, sondern vornehmlich den analytischen Weg. Das ist prinzipiell auch nicht falsch, erschwert jedoch oft das Verstehen komplexer Zusammenhänge, weil die Systeme, in deren Rahmen untersucht wird, sich nicht gleichen.

Bei der Zubereitung kommerzieller Noniprodukte wird jedoch regel-mäßig darauf geachtet, daß nicht erwünschte Substanzen nicht oder nur in unbedeutender Konzentration auftreten. Es ist bei Noniprodukten daher besonders auf die Qualität und die Seriosität des Herstellers zu achten. Der Umstand, daß Noni seit über zwei tausend Jahren wegen seiner in vielen Fällen heilenden oder sonst positiven Wirkung konsumiert und geschätzt wird, darf nicht zwingend zu der Annahme führen, daß auch alle Einzel-komponenten von Noni unbedenklich wären. Aber wie Paracelsus (Theo-phrastus Bombastus von Hohenheim) schon wußte, ist alles ein Frage der Dosis, die über Wohl oder Wehe entscheidet.

Grundsätzlich sind jedoch als Lebensmittel in den Verkehr gebrachte No-niprodukte, insbesondere die Säfte, als unbedenklich einzustufen, solange der jeweilige Hersteller sein Produkt in Deutschland von einem als Gut-achter zugelassenen Lebensmittelchemiker oder an einer Universität regel-mäßig unbeanstandet untersuchen läßt. Der untersuchende Chemiker haf-tet auch für die Richtigkeit der Ergebnisse. Diese Untersuchungen sind kein Geheimnis. Wenn Zweifel an der Qualität bestehen, lassen Sie sich vom je-weiligen Hersteller oder Importeur eine Kopie der lebensmitteltechnischen Untersuchung geben.

Bei einem unerwarteten Unwohlsein nach der Einnahme von Noni, die auftreten kann, wenn Säfte mit überreifen oder bereits fauligen Früchten hergestellt worden sind, bringen Sie eine Probe des Saftes zu Ihrer nächst-gelegenen Landesuntersuchungsanstalt. Dort wird die Probe für Sie kosten-frei untersucht und bei einer Beanstandung von Amts wegen Kontakt mit dem Hersteller oder Importeur aufgenommen.

Sind allergische Reaktionen bei Einnahme von Noni möglich?

Ja, denn Allergien können so ziemlich gegen alles und jedes entwickelt werden. Eine nicht unbeträchtliche Anzahl von Menschen leidet zum Beispiel an Orangensaftallergie, meist ohne dies zu wissen! Denn kaum je-mand würde wohl ohne entsprechende Fachkenntnisse auf die Idee kom-men, seine Schwächeanfälle, seine Verdauungsstörungen oder Hautrötun-gen könnten von etwas so harmlosen wie Orangensaft herrühren. Nun,

Orangensaft ist auch harmlos, wie Noni oder Apfelsaft. Allergien haben auch nichts mit einer Reaktion auf Giftigkeit oder Ähnliches zu tun.

Eine Allergie ist eine Art Abwehrreaktion des Körpers auf etwas, das gar nicht gefährlich ist. Es ist eine Fehlinterpretation des Immunsystems. Diese Fehlreaktion kann generell in Bezug auf jede Substanz stattfinden. Deswegen sollten Menschen, die allergisch auf Citrusfrüchte oder andere exotische Früchte reagieren mit dem Einverständnis des behandelnden Mediziners ihre individuelle Verträglichkeit für Nonisaft mit einer geringen Menge testen. Ergeben sich keine allergischen Reaktionen, ist keine Gefahr zu befürchten. Entwarnung darf aber bei einem Allergiker nur der behandelnde Arzt geben!

Sofern bei Allergikern keine spezielle Allergie auf Noni diagnostiziert werden kann, ist Noni durchaus geeignet, anderweitig bedingte Allergien zu lindern. Bei Allergikern, die mit hohen Dosen Kortison behandelt werden, macht es Sinn, mit dem Hormon Pregnenolon (daraus bildet sich körpereigenes Kortison) und begleitend mit Noni zu behandeln, um den unerwünschten Nebenwirkungen von hohen Kortisondosen entgegenzuwirken.

Schadet die Gewinnung von Noni der Umwelt?

Nein, Noni wird durch Wildpflückung gewonnen. Die Pflanze ist in der gesamten polynesischen Inselwelt, auf Hawaii und Fidschi, in Neuseeland, Australien und in einigen Teilen Asiens sehr verbreitet. Das Abernten der Früchte schadet der Pflanze zudem nicht. Das Transportieren von Fruchtsaft über den weiten Weg z. B. von Polynesien über Amerika nach Europa ist der Umwelt allerdings nicht förderlich. Kapseln oder Brausetabletten weisen hier eine erheblich günstigere Energiebilanz aus.

Gibt es auch Skeptiker gegenüber Noni-Produkten?

Ja, die gibt es und es wäre auch schlimm, gäbe es sie nicht. Jeder, der etwas hinterfragt, ist in gewisser Weise skeptisch. Zu diesem Personenkreis zähle ich mich selbst. Das bedeutet nicht, daß man alles wissen oder verstehen muß, um etwas als gegeben akzeptieren zu können. Man kann Autofahren, ohne verstehen zu müssen, wie der Motor nun im Einzelnen aufgebaut ist oder funktioniert. Wenn man aber dann doch spezielles Interesse entwickelt und den Fachmann nach dem Warum fragt, ohne einigermaßen plausible Antworten oder womöglich gar keine zu erhalten, dann wird die Skepsis groß und das Vertrauen in dargebotene Aussagen schwindet. Einer der heftigsten Kritiker gegenüber den proklamierten Heilwirkungen von

Noni im allgemeinen und der Pro-Xeronin/Xeronin-Theorie im speziellen ist der amerikanische Arzt Dr. Steven Novella, der Nonisaft als das neueste Heilmittel aus der langen Reihe der „snake oil remedy" Produkte bezeichnet. So werden in den USA Produkte genannt, die ohne Wirkung sind und nur den Geldbeutel der Hersteller und Vertreiber füllen. Seine Ausführungen sind im Internet unter: http://www.hcrc.org/contrib/novella/noni.html nachzulesen und seien der Vollständigkeit halber erwähnt.

Ich teile seine Meinung weitgehend nicht, da neben der traditionell überlieferten und heute noch genau so praktizierten Heilanwendung von Noni, die in Vielzahl veröffentlichten wissenschaftlichen Studien und nicht zuletzt die vielen, wenn auch subjektiven Erfahrungsberichte dagegen sprechen. Gegen Novella spricht auch, daß er eine Zeitschrift, das „New England Journal of Scepticism" herausgibt und damit seine von ihm veröffentlichten skeptischen Äußerungen auch einen kommerziellen Hintergrund haben.

An der Pro-Xeronin/Xeronin-Theorie von Heinicke, der sich der Arzt und Buchautor Solomon angeschlossen hat, läßt Novella kein gutes Haar, was ich in gewisser Weise nachvollziehen kann, da Heinicke und Solomon mit ihren Theorien und Thesen auf wissenschaftlichem Terrain teilweise unbestätigt agieren.

Insbesondere der Umstand, daß es bislang offensichtlich nicht gelungen ist, die jeweiligen Struktur- und Summenformeln von Xeronin und Pro-Xeronin zu ermitteln, hinterläßt offene Fragen.

Schlußwort

11.

Es besteht kein Zweifel daran, daß der weit verbreiteten Pflanze Noni (*Morinda citrifolia*) eine besondere Bedeutung als Heilmittel zukommt. Die Anwendungsmöglichkeiten, sowohl in der traditionellen als auch in der modernen Medizin sind zu vielfältig, um sie ignorieren zu können. Aber auch als Nahrungsmittel oder Nahrungsergänzung zur Prophylaxe gegen Krankheiten oder auch nur zum Verbessern des allgemeinen Wohlbefindens hat Noni seinen Stellenwert.

Mit Noni ist ein Kraut gewachsen, das in vielen Fällen und auf ganz unterschiedliche Weise hilft. Noni ist jedoch nicht das Wundermittel schlechthin, sondern eine Gabe der Natur, die spezifisch genutzt werden kann, auch hier in Europa.

Es gibt zahlreiche Noni-Produkte, vom Fruchtsaftgetränk, Kapseln, Brausetabletten, Flüssigkonzentrate bis hin zu kosmetischen Produkten für die äußere Anwendung von unterschiedlichen Anbietern. Die Anbieter mit der besten Qualität darunter auszumachen, ist nicht einfach, zumal die Hersteller selbst nicht besonders informativ auftreten, um alle notwendigen Angaben vergleichen zu können. Im Grunde kochen jedoch alle Anbieter auch nur mit Wasser.

Die lebensmitteltechnischen Untersuchungen, die ich an diversen Noniprodukten vornehmen ließ, brachten keine besonderen Unterschiede zu Tage. Bis auf zwei Ausnahmen war keine der untersuchten Chargen zu beanstanden.

Wünschenswert wäre jedoch ein allgemein standardisierter Test, um auf die jeweils vorhandene Menge an Pro-Xeronin prüfen zu können. Damit wäre es dann möglich, die Spreu vom Weizen wirksam zu trennen.

Vieles weist darauf hin, daß Heinicke tatsächlich ein neues Alkaloid, das Xeronin entdeckt hat. Sicher ist dies jedoch erst dann, wenn auch die chemische Summenformel und die Struktur aufgeklärt werden kann. Sicher ist jedoch, daß wir es hier mit Substanzen zu tun haben, deren Wirkung wir teilweise kennen und erklären können. Die Zukunft wird hier sicher bald mehr Klarheit bringen und es erlauben, der Natur noch mehr Informationen zu entlocken.

Mein Buch soll Ihnen helfen, eine aktuelle Übersicht über Noni zu erhalten und zeigen, wofür und wie Noni am besten eingesetzt werden kann, damit auch Sie an diesem Geschenk der Natur teilhaben können.

Anhang I: Marken und Trademarks zu Noni

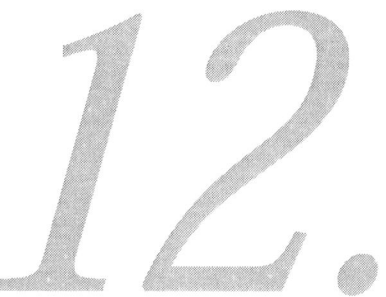

12.1 Der Begriff Noni in seiner markenrechtlichen Bedeutung

Aufgrund der wachsenden Beliebtheit ist Noni auch zum wirtschaftlichen Interesse von Unternehmen geworden, die sich mit dem Vermarkten von Noni-Produkten beschäftigen. Solche Produkte benötigen einen Namen, der sich nach Produktklassen und regional unterschiedlich schützen läßt.

Von dieser Gelegenheit haben bereits viele Firmen in den USA Gebrauch gemacht, aber auch innerhalb der EU (Gemeinschaftsmarken) und in Deutschland sind bereits Marken, früher auch bekannt unter dem Begriff Warenzeichen, eingetragen, die Noni zum Gegenstand haben.

Besonders fleißig war hierbei die Firma Morinda, Inc. aus den USA, die sowohl US-amerikanische Marken als auch europäische Gemeinschaftsmarken besitzt. Auffällig hierbei ist es, daß sich Morinda, Inc. weder in Europa, noch in Deutschland die Klasse 32 (Fruchtgetränke und -säfte) schützen ließ, was eigentlich naheliegend gewesen wäre. Diese wichtige Klasse 32 ist in Deutschland mit der Marke „Noni-Saft" zwischenzeitlich von einem deutschen Inhaber belegt.

Wer in Deutschland z. B. Fruchtsäfte anbietet, oder in den Verkehr bringt und dabei in irgend einer Form den Begriff „Noni-Saft" oder „Noni-Fruchtsaft" hierbei verwendet, sollte sich daher um eine entsprechende Lizenz beim jeweiligen Markeninhaber bemühen.

Eine Aufstellung angemeldeter oder bereits eingetragener Marken, die Noni als Bestandteil tragen, habe ich nachfolgend zum Stand 31.01.2000 für die Wirtschaftsräume Deutschland, EU und USA ohne Anspruch auf Vollständigkeit zusammengestellt.

123

12.2 Deutsche Marken

NONI-SAN 399 42 837
Anmeldetag: 21/07/1999

Datum der Eintragung: 02/11/1999
Nizzaer Klassifikation: 3, 5, 32
Art der Marke: Wortmarke
Liste der Waren und/oder Dienstleistungen:
Nizzaer Klassifikation: 3
Mittel zur Körper- und Schönheitspflege
Nizzaer Klassifikation: 5
Pharmazeutische Erzeugnisse und Präparate für die Gesundheitspflege
Nizzaer Klassifikation: 32
Fruchtgetränke und -säfte
Inhaber: TBS

NONI-SAFT 399 42 836
Anmeldetag: 21/07/1999

Datum der Eintragung: 02/11/1999
Nizzaer Klassifikation: 5, 32, 33
Art der Marke: Wortmarke
Nizzaer Klassifikation: 5
diätetische Nahrungsmittel, für medizinische Zwecke
Nizzaer Klassifikation: 32
Fruchtgetränke und -säfte
Nizzaer Klassifikation: 33
alkoholische Getränke (ausgenommen Biere)

12.3 Europäische Gemeinschaftsmarken

NONI 000365924
Anmeldetag: 24/10/1996
Datum der Eintragung: 01/02/1999
Nizzaer Klassifikation: 5
Art der Marke: Wortmarke
Anmeldetag: 24/10/1996

Datum der Eintragung: 01/02/1999
Nizzaer Klassifikation: 5
Marke: Individuelle Marke
Art der Marke: Wortmarke
Erlangte Unterscheidungskraft: Keine
Datum des letzten Status: 14/12/1999
Status der Marke: Veröffentlichung der Eintragung erfolgt
Erste Sprache: Englisch
Zweite Sprache: Französisch

Liste der Waren und/oder Dienstleistungen:
Vitamin-, Mineralstoff- und Nahrungsmittelzusätze.

Inhaber: Morinda, Inc.

TAHITIAN NONI 000516617
Anmeldetag: 21/04/1997 Datum der Eintragung: 08/01/1999
Nizzaer Klassifikation: 5 Art der Marke: Wortmarke

Anmeldetag: 21/04/1997
Datum der Eintragung: 08/01/1999
Nizzaer Klassifikation: 5
Marke: Individuelle Marke
Art der Marke: Wortmarke
Erlangte Unterscheidungskraft: Keine
Datum des letzten Status: 16/12/1999
Status der Marke: Veröffentlichung der Eintragung erfolgt
Erste Sprache: Englisch
Zweite Sprache: Französisch

Liste der Waren und/oder Dienstleistungen:
Vitamin-, Mineralstoff- und Nahrungsmittelzusätze.

Inhaber: Morinda, Inc.

TAHITIAN NONI 000525626
Anmeldetag: 23/04/1997 Datum der Eintragung:
Nizzaer Klassifikation: 5 Art der Marke: Bildmarke

Anmeldetag: 23/04/1997
Nizzaer Klassifikation: 5

Marke: Individuelle Marke
Art der Marke: Bildmarke
Beanspruchte Farben: Keine
Erlangte Unterscheidungskraft: Keine
Datum des letzten Status: 23/12/1999
Status der Marke: Veröffentlichung erfolgt
Erste Sprache: Englisch
Zweite Sprache: Französisch

Nizzaer Klassifikation: 5
Liste der Waren und/oder Dienstleistungen:
Vitamin-, Mineralstoff- und Nahrungsmittelzusätze.

Inhaber: Morinda, Inc.

TAHITIAN NONI 000995290
Anmeldetag: 20/11/1998 Datum der Eintragung:
Nizzaer Klassifikation: 3 Art der Marke: Wortmarke

Anmeldetag: 20/11/1998
Nizzaer Klassifikation: 3
Marke: Individuelle Marke
Art der Marke: Wortmarke
Erlangte Unterscheidungskraft: Keine
Datum des letzten Status: 16/12/1999
Status der Marke: Veröffentlichung erfolgt
Erste Sprache: Englisch
Zweite Sprache: Französisch

Liste der Waren und/oder Dienstleistungen:
Hautpflegemittel; Reinigungsmittel, Lotionen, Gele, Feuchtigkeitscremes,
Nährpräparate für das Gesicht, aromatische Mischungen aus
ätherischen Ölen, Sonnenschutzpräparate und Hautlotionen für die
Anwendung nach dem Sonnenbaden, alle in Form von
Hautpflegemitteln; Haarpflegemittel, Haarshampoos,
Haarconditioner, Haarspülungen, Haaraufbaumittel,
Feuchtigkeitsmittel für das Haar und Haarstylingmittel;
Badezusätze, Badeseifen und -öle.

Inhaber: Morinda, Inc.

TAHITIAN NONI 001107234
Anmeldetag: 16/03/1999 Datum der Eintragung:
Nizzaer Klassifikation: 3, 5 Art der Marke: Bildmarke

Anmeldetag: 16/03/1999
Nizzaer Klassifikation: 3, 5
Marke: Individuelle Marke
Art der Marke: Bildmarke
Erlangte Unterscheidungskraft: Keine
Datum des letzten Status: 18/10/1999
Status der Marke: Veröffentlichung erfolgt
Erste Sprache: Englisch
Zweite Sprache: Französisch

Nizzaer Klassifikation: 3
Liste der Waren und/oder Dienstleistungen: Hautpflegepräparate;
Reiniger; Lotionen, Gele; Feuchtigkeitscremes; Nährpräparate
für das Gesicht; aromatische Mischungen aus ätherischen Ölen;
Sonnenschutz; Hautlotionen für die Anwendung nach dem
Sonnenbaden; Haarpflegeprodukte; Haarshampoos;
Haar-Conditioner; Haarspülungen; Haaraufbaumittel;
Feuchtigkeitsmittel für das Haar; Haarstylinghilfen; Badezusätze;
Badeseifen und -öle.

Nizzaer Klassifikation: 5
Liste der Waren und/oder Dienstleistungen:
Vitamine, Mineralstoffe, diätetische und proteinhaltige Nahrungsergänzungsstoffe
sowie ballaststoffhaltige Nahrungsergänzungsstoffe.

Inhaber: Morinda, Inc.

NONI 001107267
Anmeldetag: 16/03/1999 Datum der Eintragung:
Nizzaer Klassifikation: 3 Art der Marke: Wortmarke

Anmeldetag: 16/03/1999
Nizzaer Klassifikation: 3
Marke: Individuelle Marke
Art der Marke: Wortmarke

127

Erlangte Unterscheidungskraft: Keine
Datum des letzten Status: 28/06/1999
Status der Marke: Klassifizierung OK
Erste Sprache: Englisch
Zweite Sprache: Französisch

Liste der Waren und/oder Dienstleistungen:
keine Angabe

Inhaber: Morinda, Inc.

12.4 US-amerikanische Marken

Die US-Marken finden sich als lose Aufstellung in der nachfolgenden Tabelle. Auf die Klassenbeschreibung habe ich verzichtet, da US-Marken weder von ihrer Priorität noch ihrer Klassenzugehörigkeit eine Bedeutung für den europäischen Wirtschaftsraum haben.

2267896	– HAWAIIAN NONI		75-661867	– HAWAIIAN NONI
2213694	– TAHITIAN NONI		75-661566	– MAUI NONI
2212254	– 100 % AUTHENTIC TAHITIAN NONI		75-661565	– ISLAND NONI
2208540	– NONI HOA		75-658416	– NONI-ACTIVE
2207977	– TAHITIAN NONI		75-653173	– ROYAL PACIFIC NONI
2191653	– TAHITIAN NONI		75-650279	– ROYAL PACIFIC NONI
2174066	– TAHITIAN NONI		75-644204	– POLY-NONI
2174065	– TAHITIAN NONI		75-610456	– KONA NONI
75-755302	– NONI 2000		75-592299	– TAHITIAN NONI
75-727834	– HERITAGE OLAKI-NO NONI		75-591862	– TAHITIAN NONI
75-703489	– SUPERSONIFIED NONI		75-591861	– TAHITIAN NONI
75-692965	– NONI TAHITI		75-545952	– NONI-EX
75-678167	– DR. NONI		75-498981	– MAUI WRAPS
75-677091	– TAHITIAN NONI		75-436696	– HAWAIIAN NONI
75-675208	– NONI PACIFIC		75-200585	– COLLOIDAL NONI
			75-039877	– GRANDMA NONI

Tab. 12.1: US-amerikanische Marken mit Bezug auf Noni

Anhang II: Internet-Links zu Noni

Zunächst hatte ich vor, an dieser Stelle eine Liste mit Links zum Thema Noni abzudrucken.

Nachdem Links im Internet jedoch schnell veralten und ich Ihnen die jeweils aktuellsten Informationen bieten möchte, finden Sie die Sammlung meiner Links zum Thema Noni unter www.eruge.de/nonibuch/links.htm.

Anhang III: Heinickes Patent zu Xeronin

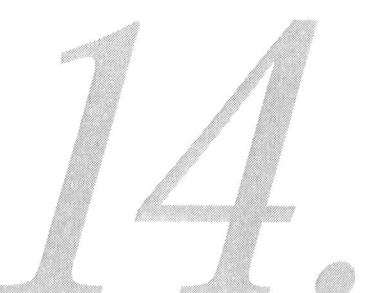

Heinicke hat sich bezogen auf Xeronin mit wissenschaftlichen Veröffentlichungen sehr zurückgehalten. Aus diesem Grund ist in der Primärliteratur auch so gut wie nichts über die Substanz Pro-Xeronin und das Alkaloid Xeronin nachzulesen. Daher kommt seinen wenigen Veröffentlichungen hierzu eine besondere Bedeutung zu.

Von Heinicke konnte ich jedoch zwei Patente zu Xeronin ermitteln. Das erste stammt aus dem Jahre 1983 (US Patent 4,409,144), das zweite aus dem Jahre 1985 (US Patent 4,543,212). Diese Patentschriften sind die einzigen mir derzeit bekannten öffentlich zugänglichen Dokumente, die Xeronin wissenschaftlich beschreiben und Nachweismethoden zeigen. Das neuere Patent enthält auch die Informationen des älteren.

Für den wissenschaftlich interessierten Leser findet sich nachfolgend die Patentschrift aus dem Jahre 1985 im Originalwortlaut.

United States Patent   Patent Number: 4,543,212
Heinicke   Date of Patent: * September 24, 1985

XERONINE, A NEW ALKALOID, USEFUL IN MEDICAL, FOOD AND INDUSTRIAL FIELDS

Inventor: **Heinicke; Ralph M.** (Honolulu, HI)
Assignee: **Research Corporation of the University of Hawaii** (Honolulu, HI)
[*] Notice: The portion of the term of this patent subsequent to October 11, 2000 has been disclaimed.
Appl. No.:   **530689**
Filed: **September 9, 1983**

U.S. Class: **546/1**; 260/112.5R; 424/94; 435/212; 435/219; 424/195.1; 514/810; 426/34; 426/18
Intern'l Class: C07G 017/00; C07C 103/52; A01N 063/02; C12N 009/48; C12N 009/50
Field of Search: 260/112.5 R,236.5 424/94 435/212,219

References Cited [Referenced By]

U.S. Patent Documents

4409144	Oct., 1983	Heinicke	260/112.

Primary Examiner: Phillips; Delbert R.
Attorney, Agent or Firm: Wray; James C.

Abstract

Described herein are the composition, the characterization, the assay, the mode of action and the utility of a new alkaloid which may be isolated from a wide variety of natural materials by observing certain techniques and precautions herein set forth.

Parent Case Text

BACKGROUND

This application is a division of application Ser. No. 329,953, filed 12/11/81, now U.S. Pat. No. 4,409,144 issued 10/11/83, which is a CIP of Ser. No. 870,919 filed 1/19/78, abandoned.

Claims ·

1. A new composition of matter called Xeronine formed by the process comprising:

obtaining source materials selected from the group consisting of plant bacteria and animal alkaloid producing lipophilic extracts, combining lysozymes with the extracts to produce a mixture, controlling the concentration level of free calcium ions in the mixture to produce an optimum concentration level which activates the lysozymes, and controlling the pH of the mixture of the range of about 3.5–5.0 to react to the extracts with the activitated lysozymes to produce the active substance xeronine, having a molecular weight between 413 and 518, having four forms, three of which convert to a fourth form irreversibly by manipulation of temperature and pH, adapted to be adhered to specific proteins as a modifier of rigidity of a consequential wide range of effects.

2. The composition of claim 1 having a form generated by heating at a temperature of about 60 C. and a pH of about 1.5–2.0 for 24–48 hours.

3. The composition of claim 1 having a form generated by heating at a temperature of about 80–90 C. and a pH of about 9.5 for 10 minutes.

4. The composition of claim 2 wherein the form is altered by further warming and increasing the pH to 12.

5. The composition of claim 3 wherein the form is altered by further warming and increasing the pH to 12.

Description

Certain natural products, such as various enzymes, herbs, and plant extractives are used in medicine, food technology, and industry to perform critical functions. For example a range of „crude enzyme" products are used as the basis for preparing oral antiinflammatory drugs. Bromelain, papain, amylase, pancreatin, chymotrypsin, a protease from Serratia marcescens and egg white lysozyme are all occasionally effective as oral antiinflammatory agents. Unfortunately even though all of these enzymes may be rigidly standardized for the named enzyme, the pharmacological effectiveness of different batches of these enzymes varies greatly. Obviously all of the members of this wide range of enzymes contain some pharmacologically active ingredient other than the named enzyme. If the nature and composition of this unknown ingredient could be identified and standardized, then preparations could be made which would be more effective than the improperly standardized present products and new applications could be developed, since the new product would be reliable. This is one of the objectives of the present invention.

In food technology three of the most important applications of „enzymes" are the „chill-proofing" of beer, the in vivo and in vitro tenderization of meat, and the preparation of „instant" cooking cereals. Although proteases are used in all of these applications, in no case is there any correlation between proteolytical activity and effectiveness of the preparation. Swift & Co. after much research on their „proten" process found that no known enzyme test could distinguish between effective and non-effective batches of enzymes. On the whole they found that the most proteolytically active samples of papain were the least effective meat tenderizing agents. Since each assay on living animals cost them (1963 figures) $25,000, the importance of this problem can readily be appreciated. The Cream of Wheat Co. in a patented process attempted to use proteases to prepare „instant cooking" cereal. They had so much difficulty in getting reproducible results even though they purchased enzymes having exactly the same specifications from the same company, that for many years they discontinued using the process. Formulators of beer „chill-proofing" preparations have long realized that each new batch of enzyme which they bought was a gamble. They have never been able to formulate their products on the basis of „proteolytic activity." Instead the better fomulators all rely solely upon laboratory use-tests in which the batches of enzymes are evaluated on the basis of their „chill-proofing" ability. If a simple, meaningful assay could be devised which would give a proper evaluation of perform-ance, their costs would be greatly reduced. There have also been some interesting potential application of „enzymes" which have never developed commercially since one batch of „enzyme" might perform satisfactorily whereas the next batch from the same company and having precisely the same specifications would be worthless. The production of better flavored cocoa and vanilla are two examples of such applications.

Three things convinced me that the primary active ingredient in all these „enzymes" was something other than an enzyme; (1) the enzyme rationale for pharmacological activity was completely incompatible with accepted physiological and anatomical data, (2) both clinical and laboratory data showed a lack of correlation between enzymatic activity, and pharmacological action, and (3) certain (but not all) boiled enzyme preparations were as active as were the unheated enzyme preparations. Although certain clues quickly suggested to me that the active ingredient was a small molecule rather than a protein or large polypeptide, working out the details by which this small molecule is produced to be a difficult problem. The final solution of this problem now makes it possible to both describe useful methods for producing products con-taining the active ingredient and to suggest many new combinations and applications for the future.

RELATIONSHIP OF THE PRESENT INVENTION
TO PREVIOUS KNOWLEDGE AND PRACTICES

The present invention differs from all previous practices and knowledge of the use of oral antiinflammatory enzyme as well as certain branches of folklore medicine which also treat in-flammation, high blood pressure, and many other ailments in that this invention identifies the active ingredient, describes how the active ingredient is produced in the plant or animal, gives directions for liberating and isolating the active ingredient or its precursor, develops a theory of how the active ingredient works in pharmacological, physiological, food and industrial applica-tions, and suggests and illustrates new applications for the active ingredient.

By contrast in the herbal folklore field, either no attempt is made to identify the active ingre-dient or else the active ingredient is incorrectly identified. Thus although many investigators have investigated the active ingredient in genseng, the very fact that every other year additional materials are isolated and claimed to be the active ingredient shows that the true nature of the active ingredient continues to elude the investigators. Perhaps the most eggregious example of a misidentification of an active ingredient occurs with „Laetrile," a reputed cure for cancer. The unfortunate designation of amygdalin as the active ingredient of „Laetrile" has caused the waste of million of dollars both on research and on futile use of the material. A few investigators have correctly pointed out that perhaps the wrong material was being isolated from almonds. How-ever, these investigators have been unable to identify the nature of the active ingredient which is occasionally accidentally in the product.

Another classical example of the misidentification of the active ingredient in a potentially valuable product is the reputed identification of proteases as the pharmacologically active ingre-dient in bromelain, pancreatin, chymotrypsin, and Serratia marcescens protease. Thus, since these products are incorrectly standardized to contain identical amounts of protease activity, the biological activity varies greatly between different batches of product. For example Dr. Klein found that different batches of bromelain varied greatly in their ability to remove burn eschars, (incidentally this is one of the few medical applications of a protease which theoretically appears to be justified. However, cooperative work which Dr. Klein and I did showed that the protease activity was unrelated to the debridement of burn eschars.) Dr. G. Gerard of France showed that different batches of bromelain varied in their ability to cure certain types of cancer. Thus this potentially valuable remedy could never be recommmended as a cure.

The only published work which makes a new suggestion for a specific ingredient for bromelain is that of Klein and Houck, U.S. Pat. No. 4,197,291. Klein and Houck isolated and described a non-proteolytic hydrolytic enzyme which they believe is the active ingredient of bromelain. However, these authors were neither able to identify the nature of the substrate for this enzyme nor could they describe what the enzyme did at the molecular level. Although these authors call their enzyme a hydrolytic enzyme, the only evidence which they cite is the clinical evidence that the enzyme promotes the debridement of burn eschars by a collagenase type action. Their data on the size of the enzyme and its dimer or trimer nature are excellent.

The enzyme which these authors have isolated appears to be identical to the one which I had shown was necessary for the liberation of the active ingredient in 1972. Since I was searching for the ultimate molecule which was responsible for pharmacological activity, I merely considered the enzyme as one part of several components which were necessary to finally liberate the active substance. Without a proper substrate, the enzyme is worthless. My personal belief, which is based upon my discovering that xeronine is biologically active down to concentrations of 10^{10} g/g of tissue, is that the enzyme which they isolated was contaminated by xeronine and that the adsorbed zeronine, not the enzyme, was responsible for the biological activity which they observed. Thus their product would–similar to bromelain–be standardized on the basis of the incorrect ingredient.

A similar situation occurs with chymotrypsin, a widely used oral antiinflammatory agent. Since chymotrypsin is isolated from the pancreas and since I had previously found that certain batches of pancreatin contained xeronine, I felt that trace amounts of xeronine might have been adsorbed on the protein during the isolation procedures. After heating a solution of chymotrypsin to 85 C. for five minutes, I found that the solution contained no protease activity but still contained 3 CAU of zeronine activity per mg, a figure similar to that of many bromelain samples.

From these examples–and many more could be cited–it is readily apparent that in the areas mentioned, the present practices and knowledge are inadequate to solve the problems for which the products are being recommended. My invention will greatly advance the treatment of certain medical problems, the modification of certain food products, and the recovery of certain industrial waste products by providing preparations which are standardized to contain the active ingredient for these various applications.

DETAILED DESCRIPTION OF THE INVENTION

XERONINE, Chemistry

Alkaloid Nature: The alkaloid nature of xeronine is attested to by the method used for isolation and purification of the material, by its changes in the UV spectrum when it is heated, by its behaviour in a mass spectrum analysis instrument and by its chemical reactions. In

135

addition its odor is very similar to other alkaloid materials and is sufficiently distinctive so that once a person has been exposed to the odor, he can readily recognize the odor in other preparations.

During the isolation and purification procedures, the active ingredient behaves as a classical base. At pH values above 7.8 it can readily be extracted from aqueous solutions into such organic solvents as chloroform, ethylacetate, ether, or butanol. By extracting the organic layer with weak acid solutions, the alkaloid can be taken up in the aqueous phase.

This phase transfer procedure should be repeated several times. During the initial extraction into the organic solvent layer, the base is accompanied by steroids and camphor. Apparently xeronine can associate quite firmly with these lipids with the result that in the first extraction of the base from the organic layer, some of the xeronine remains in the organic layer with the lipids and some of the neutral lipds are extracted into the acidic water phase with the zeronine. However, after several reextractions the separation is clean.

Although the isolation procedures prove that the active ingredient is a base, it does not provide any clues regarding the nature of the base. When the active ingredient is isolated by gentle techniques, that is without exposure to high or low pH values or heat, it contains no free amino groups as measured by the ninhydrin reaction. However, if the material is heated strongly on a chromatographic plate, it finally reacts with ninhydrin to give an organish pink color which is not typical of a free amine. If, on the other hand, the active ingredient is heated with acid or base, then the material gives a typical ninhydrin color. These reactions prove that the nitrogen is originally present either in a secondary or tertiary form.

The changes which occur when the active ingredient is heated under different pH conditions give the most valuable information about the nature of the molecule. If the material is heated at about 60 C. for about 24–48 hours, the original essentially flat UV spectrum develops a very sharp and intense peak at 280 nm. On the other hand if a solution of the active ingredient is heated at pH 9.5 at about 80–90 C. for ten minutes a very strong peak develops at 253 nm. If the pH of either the original solution, or the 280 nm solution, or the 253 nm solution is adjusted to pH 12 and the solution is warmed slightly a new sharp peak appears at 245 nm and the 253 and the 280 nm peaks disappear completely.

The lack of any UV absorption except at low wavelengths indicates a molecule which contains no double bonds or other UV chromophores. The formation of forms of xeronine which absorb strongly at 280, 253 or 245 nm suggest dehydration of hydroxyl groups attached to non-aromatic rings with the formation of double bonds. The interconversion of three forms of the molecule into a fourth form, namely the one absorbing at 245 nm indicates that the molecule must have several OH groups on several different non-aromatic rings. At different pH values dehydration occurs at different parts of the rings. Apparently the 245 nm is the most stable form since it cannot be reconverted to the other forms. The 245 nm form has no biological activity but is valuable as a potential assay tool.

Although all attempts to obtain useful mass spectral on the active substance have been unsuccessful so far, even the lack of definitive data supports the picture of a fairly complex alkaloid. Since the alkaloid is volatile enough to give a definite odor in the free base form, one would expect that there would be no problem in getting a definitive mass spectrum analysis of the product. Yet all of the tests which have been run so far indicate that the molecule is so labile, that when it is bombarded by electrons, to form the molecular ion, the molecule fragments into a wide range of break down products. With one particularly good sample which was obtained by distilling the alkaloid from a basic aqueous solution at pH 9, and then picking up with a needle the crystals which float on the surface of the liquid at 30 and 50 C. two small peaks were obtained which had a mass of 414 and 428. At higher temperatures these peaks were part of a complex spectrum of products which continued to a mass of 518. Further data are required to get a definitive mass for the molecule. However, temporarily I am assuming that the molecular weight is 428, that the 414 peak represents the loss of nitrogen (although this is difficult to explain) and that the heavier mass peaks at higher temperatures represent aggregations of fragments of the molecule. As a minimum at this stage of the study we can feel confident that the molecular weight must be between 413 and 518. However, since the material has a definite odor at room temperature, I believe that the 428 mass may be the correct one.

The data from gel filtration would be completely compatible with a molecular weight of 428. When preparations of the active factor grossly contaminated with salts, sugars, peptides and amino acids are run on a gel filtration column (Sephadex G-15), the biological activity appears after the simple salts and sugars. This indicates a molecule which is small enough to enter the pores of the gel but is large enough so that when it diffuses out the pores it diffuses out after the simple sugars and amino acids. The UV spectrum of this fraction shows that it contains a mixture of presumably the 253 nm form of the active substance and peptides. The peptides were identified by the ninhydrin reaction.

ASSAY OF XERONINE

Spectrographic Method: This method is based on the irreversible conversion of the biologically active forms of xeronine to a form absorbing strongly at 245 nm by warming a solution containing xeronine at pH 12, dropping the pH between 3 and 7 and then comparing the spectral difference between a treated and an untreated sample.

The results are expressed as 245 nm Difference Units (DU) per unit of sample.

The method is very sensitive and specific for relatively pure preparations of xeronine. However, when it is used on crude enzyme solutions a variety of other materials also undergo a structural shift which is not reversible by re-adjusting the pH. Some of these materials absorb close enough to 245 nm to affect the height of the peak. Nevertheless even with crude enzyme preparations the method has good comparative value between different batches of enzymes.

Casein Aggregation Method (CAU)

For routine laboratory work this is the most convenient method since it is rapid, many samples can be handled at the same time, it is inexpensive, and it is sensitive. This assay is based on my discovery that xeronine can simulate certain of the reactions of rennet; xeronine can liberate a peptide from casein which leads to aggregation of the casein.

This method does have certain shortcomings. However, if the limitations are recognized and handled, the method is reliable.

The principal interfacing materials are proteases, excessive salt concentration, certain divalent cations (especially calcium), and excessive amounts of cysteine. The protease problem can be easily handled by placing the sample carefully in the bottom of a test tube and then heating the entire test tube in a boiling water bath for 5 minutes. The salt problem can generally be handled by dilution. Ammonium acetate, the salt which will be most commonly encountered in xeronine samples prepared by adsorption on weak cation columns, will interfere in the assay at concentrations down to 1/4 saturated solutions. Below this level they rarely cause a problem. Cysteine is occasionally a problem since it must be added to certain steps in the preparation of xeronine to keep the precursor from forming disulfides. Adding a relatively insoluble mercury salt in excess, such as ethyl mercuric chloride, does not interfere in the reaction and quickly eliminates the excess cysteine.

The casein aggregation test may detect and assay both free xeronine and occasionally proxeronine. Free xeronine reacts immediately with casein to form an aggregation as soon as the solution is heated to 45 to 55 C. Proxeronine does not cause a reaction. However, certain batches of casein have as a contaminant an enzyme which, if other factors are present, can liberate zeronine from proxeronine. Heating the casein solution to 85–90 C. destroys this enzyme. If this enzyme is present in casein and if the sample contains proxeronine plus accessory factors, then the casein solution gradually becomes turbid over a period of an hour. This is definitely an enzyme reaction which can be readily recognized and distinguished from the rapid aggregation of casein caused by free xeronine.

In most of my studies I have purposefully prepared a crude casein solution from unpasteurized milk. This contains a maximum amount of both the enzyme (proxeroninase) as well as part of the accessory factors required for the enzymatic liberation of xeronine from proxeronine. Rather than using casein solutions which are designed to give a classical clotting of the casein, I also purposefully use less calcium than is normally recommended for casein aggregation reactions. This gives a solution which is generally clear enough to read in a spectrophotometer.

My standard casein aggregation substrate is a 1.5% casein solution containing 0.001M $CaCl_2$ adjusted to pH 6.0. This is made by suspending the casein in water, adding sodium hydroxide to raise the pH to 9, heating the suspension to 50 C. to aid in the solution of the casein, adding the stock calcium chloride solution, and then adjusting the pH to 6.0 with a 2M acetate buffer adjusted to 4.7.

For the assay four half dilutions of the sample are made and one ml of each is placed in a test tube. Four ml of the substrate are added to each tube and the tubes are then placed in a 45 C. water bath for one hour. A similar set of dilutions is prepared but to each tube 0.2 ml of a 0.1M cysteine solutions is added before the substrate.

If the sample contains free xeronine and no prexeronine the „no cysteine" tubes quickly become turbid whereas the „+cysteine" tubes have less aggregation and the specific amount of aggregation decreases rapidly with dilution. If the sample contains proxeronine and no free xeronine, the „+cysteine" tubes generally show much more aggregation.

The optical density of the sample tubes and the check are measured at a convenient wavelength. I use 600 nm to avoid interference with colors in certain samples. After plotting the change in O.D. with concentration a decision is made about the possible components of the mixture. With some samples a straight line can be drawn between the points. With others, because of the inhibiting effect of cysteine on the free xeronine reaction and its activating effect in promoting the liberation of free xeronine from proxeronine, the line drawn between the points on the concentration curve may slope either downwards or upwards. This gives a clue about the reactions which have occurred. The CAU value is then calculated:

$$CAU/unit = (O.D. \text{ of sample} - O.D. \text{ of check}) \times 10$$

Blood Platelet Assay

This assay, as described by Heinicke et. al. (Experientia 28, 844, 1972) is rapid, requires only a few drops of platelet rich plasma, and is sensitive. Furthermore the assay has a direct relationship to one of the potential applications of xeronine. The disadvantages are that platelets from different people vary in their susceptibility to aggregation by adenosine diphosphate and that certain salts interfere in the reaction.

In the early stage of my research I used this method exclusively.

Smooth Muscle Contraction

This assay, using the smooth muscle from the stomach of a mouse, is excellent for distinguishing between the action of xeronine and proxeronine. Xeronine gives an immediate response causing the muscle to contract more intensely and increasing the frequency of the contraction. By contrast proxeronine gives exactly the same reactions but the response is delayed about thirty seconds and continues for about 30 seconds after the bathing solution containing the proxeronine solution is replaced with the standard salt solution.

Antiinflammatory Test

All critical samples were checked by a standard antiinflammatory test in which an irritant was injected into the skin of a mouse and then the test substance was administered by i.p. injection. After an appropriate time the mouse was killed and a uniform sized piece of skin removed with a punch made in the area of the injection. This was weighed from control and treated animals.

Disc Electrophoresis Assay

For complex mixtures, such as commercial enzymes, the fastest and the best test, is a standard electrophoretic separation in acrylamide gels in tubes. This is run by the standard Ornstein method at pH 4.5. However, at the completion of the run, the gels must be removed as rapidly from the tubes as possible and placed in the dye-fixative solution. If this is not quickly done, the originally sharp band will quickly diffuse and become blurred and difficult to detect.

Also instead of using Coomassie Blue, the protein stain which most biochemists use today, Amido Black stain should be used instead.

Recovery of Xeronine from Natural Sources

The manipulations which must be used for the recovery or xeronine from natural sources are both complex and critical. Certain materials, such as calcium must be present at a critical concentration. Too much or too little will lead to no formation of zeronine. Also certain materials, such as cysteine, act as necessary agents for one phase of the reaction and act as an inhibitor for another phase of the reaction. The directions which I have listed in this invention are specific in their description of the reactions which occur at the molecular level but general in their application to different raw material sources for xeronine recovery. However, a skilled biochemist will have no difficulty in applying the principles which I have enumerated to his specific problem.

The reaction leading to the liberation of xeronine is deceptively simple:

$$PX + PXase + accessory\ factors \rightarrow X$$

where X = xeronine, PX = proxeronine, the precursor of xeronine and the substrate for the enzyme, and PXase is the enzyme which with the appropriate accessory factors leads to the formation of xeronine. However, each of the factors on the left hand side of the equation is

139

itself involved in a series of reactions which greatly complicate the simple reaction pictured above. Let us consider each of the factors separately.

Proxeronine (PX) is a moderately large, complex molecule containing no carbohydrate moieties as measured by the anthrone test and containing no amino acids. The molecular weight appears to be in the vicinity of 4,000. This molecule contains a free SH group which participates in the formation of mixed and homogeneous disulfide molecules. The disulfide form of PX (with one exception) is not active as a substrate for PXas e. Therefore in any raw material source for the extraction of xeronine, a preliminary estimate must be made of the possible status of the proxeronine molecules. If the solution contains large amounts of glutathione, a common constituent of many fresh plant extracts, then no sulfhydryl reducing agents need to added to the solution. However, if the plant extract is old or if it has been exposed to air, then cysteine should be added to the solution. Generally if commercial enzyme preparations, such as bromelain, pancreatin, or bacterial protease, are used as a source for recovering xeronine, the assumption can be made that part or all of the proxeronine will be in the disulfide form and that therefore cysteine or a related reducing agent should be added to the solution to reduce the disulfides.

Different proxeronine disulfides vary in their ease of reduction by cysteine or related reducing agents. The mixed disulfide containing proxeronine and glutathione is readily reduced by cysteine at pH 5–8 at room temperature. By contrast the proxeronine-proxeronine disulfide molecule is both extremely insoluble and is also difficult to reduce. This molecule will not dissolve in hot (90 C.) pH 11 solution nor will it dissolve in 0.05M cysteine solution at pH 11. However, if the latter solution is carefully and slowly warmed, the disulfide molecule will be reduced and will still serve as a substrate for proxeroninase. However, if the pH is higher than 11 of if the heating is prolonged longer than necessary to reduce the molecule, then the molecule is destroyed.

Apparently the SH group of proxeronine is not involved in the reaction between the enzyme and the substrate. However, placing a bulky group on the SH group of proxeronine, as occurs during most disulfide formation, blocks the proper positioning of the substrate and the enzyme and accessory factors. Since the SH group is not directly involved in the enzyme action it should be possible to block the SH group of proxeronine with a small group and thus prevent the formation of disulfides. If the blocking group is small enough, it will not interfere with the reaction of substrate and enzyme. Carrying out this blocking reaction both increases the stability and utility of preparations containing proxeronine and also increases the yield of xeronine during the steps listed below. This is another critical part of the invention.

Many different agents can be used as blocking agents. The examples which I am listing are not to be considered exclusive but merely as illustrative. In the laboratory I generally use a simple mercury salt such as ethyl mercuric chloride. This is convenient to use and is able to keep the solutions saturated with trace amounts of mercury at all stages of the isolation steps. Another useful reagent is sodium sulfide. This has two actions. In the initial stage of the reaction it acts as a reducing agent and aids in hydrolyzing disulfide bonds. However, at a later stage, it forms a mixed disulfide with proxeronine. However, since the added molecule is small, it causes no problem in the reaction of the enzyme with its substrate. At pH values above 5 iron salts form a blocking agent which is inexpensive and safe to use for food and medical applications. However, one best blocking agent is a thiosulfate moiety. This can be formed on the SH group by the action of tetrathionate. (See Heinicke, U.S. Pat. No. 3,539,451).

The discovery of proxeronine and an elucidation of its role in the formation of xeronine is a discovery of major importance. Especially important was the demonstration that proxeronine contained a reactive sulfhydryl group and could readily participate in the formation of mixed disulfide bonds. This discovery explained the confusing observations that at times cysteine was essential for biological activity whereas at other times cysteine actually inhibited biological activity. (Cysteine and other free sulfhydryl compounds interfere in the reaction of xeronine and certain of its natural receptors.) The discovery of many mixed disufides containing proxeronine as one component explains the multiplicity of compounds which had distinctive UV absorption spectra but which all eventually produced the same biological action.

To liberate xeronine from its substrate an active enzyme, which I have named proxeroninase, must be present. However, in most natural sources for the recovery of xeronine, this enzyme does not exist in an active form. Instead it exists as a very basic molecule which has an isoelectric point of about 10.5. (See Heinicke and Gortner Economic Botany 11, 225–234, 1957.) A specific amidase probably hydrolyzes the amid groups of surface asparagine and glutamine groups on the protein to convert the protein from a molecule having a very basic isoelectric point to one having an isoelectric point around pH 5.7. Then in the presence of the proper concentration of free calcium ions the modified protein molecules unite to form dimers or trimers. The demonstration that the basic molecules could form dimers with an isoelectric point of about 5.5 was done by Mr. Araki of Jintan Dolph. This work was done independently of the work of Klein and Houck who merely showed that the protein which they isolated with a dimer or timer.

My discovery that a critical concentration of free calcium ions is necessary for the formation of proxeroninase is critical for the reliable formation of this enzyme. Since most substrates normally contain enough calcium ions to act as inhibitors for the formation of the active enzyme, some method must be used to gradually reduce the concentration of calcium ion. If this is carried out, then sometime during the reduction of the free calcium ion concentration the concentration will be optimal for the formation of the di or trimer molecule.

Since most plant and animal tissues contain a variety of molecules which can chelate calcium ions, the simplest method of adjusting the calcium ion concentration at this stage of our information about the composition of animal and plant tissues is to carry out some manipulation which will reduce the calcium ion concentration gradually. Such methods are, but not limited to, simple dilution, passage of a solution of a tissue extract over a cation exchange resin, dialysis, gel filtration, the slow addition of either a calcium chelating agent or else the slow addition of a calcium precipitating agent such as oxalate or phosphate ions at pH values above 5.5 or sulfate ions at any pH. Some examples of uses of these techniques will be given in the examples.

Possibly one of the functions of certain natural chelating agents which occur in cells, such as citrate ions, uronic acids, heparin, as well as certain large complex carbohydrate polymers which contain carboxyl residues is to provide a local concentration of calcium which is optimal for the formation of PXase.

Based upon my preliminary suggested structure for proxeronine, I do not believe that the xeronine molecule exists preformed in the substrate. Instead I believe that proxeroninase is a mixed function enzyme which synthesizes the alkaloid by forming new covalent bonds and then hydrolyzing others. The formation of new covalent bonds generally requires a source of energy which is normally supplied by ATP or by the NAD–NADH$_2$ system. Thus in addition to having the substrate (PX) and the enzyme (PXase) certain accessory factors are required. This is a problem which still requires additional work. However, I have found that either using fresh tissue extracts or else adding extracts of yeast or other microorganisms to the mixture greatly improves the recovery of the alkaloid. I made this discovery when I found that solutions of pineapple stem extracts which had been made from wet stems gave no recovery of xeronine; however, if the solutions were passed over XAD-2 columns and then left on the columns for several days before they were eluted, the recovery came back to normal. During this extended time on the column bacterial growth occurred and probably supplied the critical factors. I subsequently added either yeast or yeast extract to the juice to supply the necessary accessory factors.

Both the discovery that a critical level of calcium ion concentration is required for the active enzyme (PXase) to be formed from the basic proteins and the discovery that certain accessory factors are necessary to obtain good yields of alkaloid are two additional critical factors which will have application in pharmacology and in physiology. Two additional problems still remain to be solved; (1) the factors leading to the activation of the amidases which convert the basic protein into acidic proteins which in the presence of the proper concentration of calcium and the proper pH dimerize to form the active enzyme and the complete elucidation of the nature of the accessory factors which are necessary for the reaction to occur. Nevertheless the information which I am supplying in this patent is sufficient to enable chemists to reliably produce active preparations of xeronine from a wide range of raw materials.

Once the free xeronine is formed and liberated, it generally is quickly used or destroyed. Thus unless special precautions are taken, no free alkaloid will be obtained in spite of having all conditions necessary for the production of the xeronine. Part of the destruction of the xeronine is enzymatic and part is a simple oxidative destruction of the molecule. The enzymatic destruction can best be limited by adjusting the pH of the solution to a point where the enzyme is inactive. The referred pH is on the acid side, namely pH 3.0 to 4.5. This low pH also appears to lessen the oxidative destruction of xeronine. Another method of eliminating the enzymatic destruction of xeronine is to heat the solution to 65 C. for 15 minutes. This also has the advantage of destroying all of the proteases which—in spite of the present pharmacological practices—are undesirable for most pharmacological applications. Still another method of stabilizing the liberated xeronine is the formation of salts. Both organic and inorganic salts are effective. With pineapple stem extracts one of the simplest salts to recover is one formed between xeronine and silicic acid. The pineapple stem juice is very high in soluble silicates. In the presence of cations, including xeronine, the silicates can be precipitated by raising the pH above 6. Thus it is possible to both isolate xeronine as a silicate salt complex and also to stabilize the xeronine. Another natural salt complex which forms readily and can be isolated by precipitation with acetone is the ferulic acid rich, complex carbohydrate polymer which is found in pineapple stem juice. (Levand and Heinicke, Phytochemistry 7, 1659–1662,) 1968).

Isolation of Xeronine

The critical step in the isolation of xeronine is the liberation of xeronine from the natural precursors. This subject was covered in the previous section. Once the alkaloid has been liberated, then any of the classical techniques of alkaloid chemistry are usable for isolation and purification. These include, but are not limited to, partition between organic and aqueous phases by changing the pH, adsorption on either strong or weak cation exchange resins, adsorption of adsorbents such as carbon or proteins by raising the pH above 6.5 to lower the solubility of the alkaloid in water, by distillation, or by precipitating the alkaloid as an insoluble salt. Some examples of these techniques, but not limited to them, will be given in the section on examples.

There are many feasible source materials suitable for the isolation of xeronine and the present invention should not be construed as limited to any particular source materials.

Xeronine may be isolated from a wide variety of plant sources. Particularly rich sources are those plants which have a growth pattern in which rapid growth periods alternate with long periods of quiescence. Some of these are the Bromeliaceae, the Ficus family, the Euphorbiaceae, the Caricaceae, some compositaceae, and many desert plants. Particularly promising as raw materials are those plant which are already planted in groves or plantations, such as rubber trees, pineapple, and agave and hennequin.

Xeronine may also be isolated from microbial sources. Here the critical factor is not so much the species of microorganism which is selected as is the growth cycle in which the organism is harvested.

Animals are also a potential source of xeronine. The richest sources are extracts of the stomach lining and pancreatic secretion.

Instead of the original raw material, extracts of these tissues can also be used as a raw material for isolating xeronine. Some examples of such extracts are „bromelain", papain, rennet, pancreatic amylase, fungal protease and salmon milt.

Physiological Action of Xeronine

Xeronine's physiological action appears to be as a modifier of the rigidity of specific proteins. Thus it can have a wide range of effects depending upon the function of the protein; it can convert certain specific inactive proteins into active enzymes. For example the action of xeronine with kappa casein converts this protein into an enzyme which can liberate by autodigestion a specific polypeptide. This action explains how xeronine coagulates casein. It may also activate the body collagenase, on action which could explain the unique ability of certain preparations made from the pineapple plant to debride burn eschars by a well recognized collagenase action. It is the factor which converts certain inactive plant and bacterial amylases into active amylase.

If the protein receptor occurs on a cell membrane, then the reaction of xeronine with the receptor may affect the transfer of materials into the cell. The cell membrane receptors very likely require both a specific hormone as well as xeronine before a specific reaction occurs. This dual requirement could explain why „bromelain" may simulate the action of certain hormones, such as the prostaglandins, insulin, adrenaline, the milk secreting hormone, and many other diverse types of hormones.

One of the outstanding properties of xeronine is its great physiological activity even at extremely high dilutions. Based on its action in activating the proenzymes of seed fragments of barley, I estimate that it still shows biological activity at a dilution of 10^{10} g of xeronine per gram of substrate. This makes biological assay of xeronine sensitive and easy to measure but makes chemical work with this material very difficult because of the problems in isolating sufficient quantities of the material for conventional chemical analysis.

APPLICATIONS OF XERONINE

Pharmacological Application

Every pharmacological action of such „enzymes" as bromelain, bacterial proteases, and pancreatin may be ascribed, I believe, solely to a potential source of xeronine which these enzymes may contain.

This belief is based on the demonstration that samples of xeronine prepared by distillation, and which therefore could not possibly contain peptides, amino acids or steroids, acted as excellent antiinflammatory agents when injected into mice, inhibited the in vitro aggregation of blood platelets by adenosine diphosphate, caused the debridement of burn eschars on mice, stimulated the partial breakdown of wheat grits, and caused the aggregation of casein. All of these are reactions formerly imputed to such proteases as „bromelain" pancreatin, and Serratia marcescens protein. Therefore standardized preparations of xeronine should be more effective for all of the present medical, food, and industrial applications of bromelain and the other enzymes since these are improperly standardized and therefore unreliable in performance.

However, there are several important new applications for xeronine. My demonstration that the active ingredient in many of the pharmacologically active enzymes and in many of the effective folklore drugs is an alkaloid, namely xeronine, and that this alkaloid can be recovered from animal and bacterial sources, indicates that this alkaloid is a critical normal metabolic coregulator. Therefore one would predict that xeronine would be an effective antidote against alkaloid poisoning and addiction. In the examples I have shown that a relatively pure sample of xeronine was an almost perfect antidote for tetrodotoxin, the most toxic alkaloid known. This confirmation of the theory led me to suggest that xeronine should be a specific cure for nicotine and hard drug addiction. We have tested crude preparation of xeronine on confirmed smokers and have had a 90% cure rate with no tension involved during the withdrawal period. With hard core drug addicts, xeronine should provide a true cure with no withdrawal symptoms. Preliminary tests with crude preparations of xeronine have shown complete cures of hard core drug addicts with no withdrawal symptoms and with no dependency on a substitute alkaloid.

Another critical potential application for xeronine is for the alleviation of the symptoms of one type of senility. This observation was originally made by Gus Martin with a sample of enzyme which I had prepared in the early phases of my research. This particular sample was made into pills and given to a woman who had been senile, uncomprehending, immobile, and incontinent for three months. Two hours after taking the pill she sat up in bed, asked why she was there and began asking for her family. As long as she was taking the pills, she was a normal, functioning person again and took a very active part in the hospital program. When the supply of this batch of pills ran out, an „improved" batch of bromelain pills was substituted. Three days later she lapsed into her former senile state. Until my recent work on xeronine, I had been unable to repeat or to explain why this one batch of bromelain behaved so spectacularly.

Another important new application for xeronine will be as a general stimulant or tonic. In the tetrodotoxin experiment mentioned above, the control mice which had been injected with xeronine only, became very alert and explored their cage for about a half an hour before they also burrowed into the shavings as the saline injected mice had done immediately after being injected. Based on this behaviour in mice I drank a solution of xeronine containing about 50 times as much xeronine as the mice had received. The pleasant, stimulating, alert feeling lasted until about three o'clock in the morning. This is a response which is similar to that reported by Russian scientists for extracts of high quality ginseng or Eleuthrococcus.

In summary as far as the medical applications of xeronine are concerned my discovery that xeronine can counteract the effects of foreign alkaloids will suggest many new and important applications in medicine. Also another discovery which will have important medical applications is my finding that xeronine acts as the coregulator for many hormone actions. This suggests that the body has a two component system for regulating and integrating the metabolism of different tissues; hormones, which are secreted into the blood stream and contact all tissues and xeronine, which is produced locally by the tissue and determines whether or not that tissue will respond to

144

the presence of the hormone in the blood. Both factors must be present for a response to occur. This theory suggests that many problems, such as diabetes, may be caused either by a lack of the hormone, insulin, or by the lack of xeronine in the cell membrane at the local level. Both must be present for the cell to properly absorb and metabolize glucose.

In plants xeronine has another function in addition to a possible role as a coregulator with secreted hormones. In the pineapple plant xeronine converts certain precursors of catabolic enzymes into the active form. Thus the liberation of xeronine, through its action in forming active hydrolases, converts stored food material, such as starch, proteins, and organic phosphorus compounds into soluble sugars, amino acids and phosphorus. These can be used either to produce new growth or to mobilize food for storage in seeds or tubers.

This action has great utility in modifying the properties of such food seed materials as peas, corn, lima beans, beans, wheat, rice etc. into products in which the starch is partially broken down into sugar, thus producing a sweeter and more tender product. Such an action also has great value in hastening the germination of seeds by stimulating the conversion of the stored food products into simple usable molecules.

Another food application of great utility is my discovery that xeronine can stimulate the action of commercial rennet. This discovery now provides the food technologist with a method of forming a milk curd which can be used as a basis for making cheeses. Since the action of xeronine is limited solely to the clot forming action and since there is no secondary proteolytic effects to consider, the scientist now has complete control over the cheese manufacturing process.

EXAMPLES

A. Isolation of Xeronine by Various Techniques from Various Raw Materials

In the examples given below the assumption is made that either conditions have been arranged so that free xeronine has been liberated from the precursors or else that the technique used will allow free xeronine to be released during the isolation process.

A1 By Adsorption and Elution from XAD-2

Ex. 1 From Commercial Grade Bromelain

An XAD-2 column was thoroughly cleaned and then rinsed with dilute HCl followed by water to leave a slightly acidic reaction on the column. Twenty grams of commercial grade bromelain was suspended in one liter of water and then mixed with one liter of acetone. The solution was centrifuged, the precipitate discarded and the supernatant solution slowly run through the column. The percolate, which consisted of a mixture of proteins, peptides, sugars, salts and simple organic acids which were soluble in 50% acetone was discarded. After the column was thoroughly washed with a 50% acetone solution, the material adsorbed on the column was eluted with one liter of a 50% acetone solution containing sufficient ammonium hydroxide solution to raise the pH to 10.5.

The eluate, which was straw colored and had a pH of 9, was adjusted to pH 4.5 and the acetone stripped off under a vacuum. The insolubles which formed during this stripping step consisted of denatured protein and proxerine residue and were discarded. The clear supernatant solution was then run over a freshly cleaned XAD-2 column, the percolate collected, and the so-

145

lution concentrated to 15 ml. At this concentration ammonium salts crystallized out. These were discarded. The clear supernatant solution was then freeze dried. Because of the high salt concentration, this took several days.

Weight recovered (mostly ammonium salts) 12.5 g.

Xeronine units per mg = 1.8 CAU or 22,500 CAU total/20 g.

The salt prepared from this and similar runs was further purified by the techniques described in Section B of the Examples.

Ex. 2. From Commercial Rennet Powder

The excellent recovery of xeronine by the emulsion technique (Ex. 6) indicated that additional tests were warranted.

Fifteen grams of commercial rennet powder (Nakari) were suspended in one liter to water. Because of the strong odor, the pH was dropped to 3.5 and the simple organic acids extracted with chloroform. An equal volume of water was added to the aqueous portion, the mixture centrifuged, and the precipitate discarded.

The acetone supernatant solution was then run over a freshly washed XAD-2 column, the column rinsed with 50% acetone and the adsorbed material then eluted with one liter of 50% acetone which had been adjusted to pH 10.8 with ammonium hydroxide solution.

The pH of the eluate was then adjusted to pH 5.0 and the acetone and the water removed under a high vacuum. To the dry salts 10 ml of a pH 10 1 M borate solution was added and the solution distilled under a high vacuum.

The distillate had a strong nicotine-like odor. The pH was adjusted to pH 7.0 and the solution evaluated as an antiinflammatory agent for the prevention of edema in mice. It gave better protection against edema than the standard test solution of bromelain which was used in these tests.

A2. By Passage Over Combinations of Ion Exchange Resins

Ex. 3. The Acetone Still Aqueous Residues from a Commercial Bromelain Production Plant

Five gallons of the acetone still residues were passed in series over a strong cation resin (c-20) in the hydrogen form, over a macroreticular non-ionic resin, and over a weak cation resin (IRC-84) in the ammonium salt form. The final percolate solution was discarded.

The weak cation column was eluted with 5% acetic acid and those eluates saved which had a pH between 7 and 4.5. The solution was concentrated on a thin film evaporator under a high vacuum. As the ammonium acetate salts began to crystallize, they were removed and discarded. The thick syrupy residue was then freeze dried. During the freeze drying step additional ammonium acetate distilled from the freezing flask.

Total weight of ammonia acetate + xeronine	77.45 g
Average CAU/mg	5
Total recovery from one gallon	77,450 CAU

Of about 15 runs by this method, this recovery was considerably above the average. During this isolation the adsorbed material remained on the column for three days before it was eluted. This long holding step, under conditions which were favorable for the release of free xeronine from the precursors, is probably responsible for the excellent recovery of xeronine.

A UV spectrum of this product showed a single sharp peak at 253 nm and a small peak at 215. This particular batch of xeronine was used in many of the tests of possible applications of xeronine.

Ex. 4. Recovery of Xeronine from Bromelain by Combined Ion Exchange Resins

To a solution of 5 grams of bromelain adjusted to pH 3.8, an equal volume of acetone was added and the precipitate was removed and discarded. After the acetone was removed from the supernatant solution under a vacuum, the aqueous residue was run over a strong cation resin in the acid form (C-20) and then over a weak anion resin (IRA-84) and finally over a weak cation resin (IRC-50) in the ammonium salt form.

The weak cation resin was eluted with 5% acetic acid, the solution concentrated, part of the ammonium acetate removed as crystals and the residue freeze dried. During the freeze drying operation, additional ammonium acetate was removed as a volatile salt.

Weight of recovered salt/5 g bromelain	2.8 g
CAU/mg	4.3
Total CAU recovered /g enzyme	2408

Ex. 5. From Pancreatic Amylase

Seventy five grams of hog pancreatic amylase were dispersed in 850 ml of water containing 2 g of ascorbic acid. The pH was adjusted to 4.5 and the insolubles removed. To the supernatant solution an equal volume of acetone was added, the precipitate removed, and the acetone evaporated in a thin film evaporator. During the evaporation of the acetone a precipitate formed. This was removed. (Later studies indicated that this precipitate should have been saved as a source of proxeronine.) The clear solution was first run over a strong cation column (C-20) in the acid form, then over a non-ionic macroreticular resin (XAD-2) and finally over a weak cation in the ammonium salt form (IRC-84).

The IRC-84 column was rinsed first with water and then with 100% acetone. (Later studies showed that some xeronine could have been removed by this last step). The column was then eluted with 5% acetic acid. Xeronine activity started to appear in the eluate when the pH of the column had dropped to 6. Elution was continued until all of the column was in the hydrogen form.

First portion of IRC-84 eluate after pH 6.0	30 g salt	0.22 CAU/mg
Next portion	32 g salt	0.09 CAU/mg
Last portion	28 g salt	0.0 CAU/mg

The recovery of CAU was 126.4 CAU/g of amylase. Whereas this is not as high as from other sources, this is acceptable considering that potential activity was lost in two fractions, the precipitate which appeared when the acetone was removed from the first supernatant solution and the acetone wash of the IRC-84 column.

A.3 By the Emulsion Technique

Ex. 6. From Commercial Rennet Powder

Four grams of commercial rennet powder (Nakarai) were dispersed in 150 ml of water and the pH adjusted to 5.7. After an hour the pH was raised to 10 and the solution was vigorously shaken with and extracted with two 50 ml portions of chloroform. After centrifuging the similar fractions were combined. The tight emulsion layer was broken by adding five volumes of methanol and then centrifuging the suspension to remove the precipitated proteins. The solvents were removed from all samples and the solutions assayed.

Aqueous phase	0
Emulsion precipitate	0
Emulsion supernatant solution	83,480
Clear chloroform layer	trace

Ex. 7. From Commercial Bromelain

Five hundred ml of a 2% bromelain solution were mixed with sufficient cyst eine to give a 0.01M solution and the pH then adjusted to 8.5. Twice the solution was vigorously shaken with 50 ml of chloroform in a separatory funnel to promote the formation of a tight emulsion. The solutions were centrifuged and the similar fractions combined. The clear chloroform layer was extracted twice with 50 ml of pH 3 buffer and the aqueous phase used for assay. The emulsion layer was mixed with four volumes of acetone and the mixture centrifuged to remove the precipitated colloids. The solvent was removed from the supernatant solution and the aqueous residue assayed.

	Not Boiled	Boiled	
Aqueous layer	(Protease)	0.2 CAU/ml	100 total
Extract of chloroform layer	14 CAU total	0.3 CAU/ml	12 total
Emulsion layer	160 CAU total	12 CAU/ml	150 total

The recovery of xeronine in this experiment was low compared to the recovery on XAD-2 columns or on ion exchange resin columns. The difference could be partly a time factor. In the emulsion technique used in this example, the run was completed in about 1/2 hour. By contrast in any of the column techniques, a run generally takes from 5 to 48 hours. This longer time permits more opportunity for the enzymatic formation of xeronine. Also in the short run used in this emulsion example, the sample was at an unfavorable pH for enzymatic action most of the time.

The recovery of activity in this example should be compared with the excellent recovery from rennet powder (Ex. 6) or from ficin (Ex. 8) using a similar technique but including a holding step at pH 5 of one hour to promote the liberation of xeronine.

Ex. 8 Recovery of Xeronine from Ficin by the Emulsion Technique

Ten grams of commercial grade ficin was suspended in 200 ml of water and the pH adjusted from 5.0 to 3.5. The organic acids were then extracted from this solution with chloroform. The pH of the solution was then raised to 5 and the solution held for a half an hour for the possible liberation of free xeronine from the precursors.

The pH of the solution was then raised to 9.7 and the solution shaken vigorously with 50 ml of chloroform to form an emulsion. The mixture was centrifuged to break the weak emulsions and to give a three phase solution, a very tight, stable emulsion layer, and a clear chloroform layer. The chloroform layer was extracted with pH 3 aqueous buffer to extract any bases from the chloroform layer. The emulsion layer was broken and the colloids precipitated by adding four volumes of methanol to the solution and centrifuging. Both the aqueous supernatant solutions and the two fractions from the emulsion layer were boiled before assaying for CAU activity.

	Assayed for CAU			
	No cysteine		Added cysteine	
Aqueous supernatant solution	2/ml	400 total	4/ml	800 total
Emulsion layer; precipitate	0	0	0	0
Emulsion layer; supernatant	29.1	14,560"	52.5	26,260"

The recovery of 2626 CAU/g of enzyme compares favorably with the recovery from bromelain by the better techniques.

Note that in this example the recovery of xeronine was much higher than in Example 8 with bromelain. In that example no opportunity was allowed for the enzymatic liberation of xeronine before the extraction technique.

A6. By Gel Filtration

Ex. 9. From Commercial Bromelain

This example is given not as a potential commercial method for producing xeronine but as an illustration of the liberation of xeronine from colloids in bromelain. The experiment described in this example was run twenty times at different pH adjustments of the gel filtration column and of the enzyme solution.

To summarize the results, I found the best recovery of xeronine when the column and the enzyme solutions were adjusted to pH values between 4–5. Below pH 3.5 the recovery of xeronine dropped to negligibly low values. Between pH 6 to about 8 the recovery was 0. From pH 8.5 to 10.5 the recovery of xeronine was present but only about a third as large as at pH 4–5. I have illustrated below one such a test.

After equilibrating a G-15 Sephadex column with the desired buffer, I added 5 ml of a 1% solution of bromelain to the column and developed the column with buffer. All tubes were assayed for protease activity, for CAU, for pH and for UV spectra.

149

With the column and the collection volume which I used, the protease appeared in tube 8, peaked at tube 9, and passed out of the column by tube 11. The first material to emerge from the column was a large, complex aggregate. This contained large amounts of an acidic carbohydrate polymer, small amounts of a non-proteolytic enzyme, acid phosphatase, peroxidase, and lipophyllic materials. This aggregate consistently appeared in tube 6, peaked at tube 7, and trailed into tube 8. Xeronine was liberated from this colloidal complex and generally appeared in tube 7. Some of the liberation apparently occurred as the colloids were migrating down the column. This caused a tailing of the xeronine activity across all of the tubes. Much of the xeronine was liberated in the collection tubes since an immediate assay of the activity was frequently less than one tenth the value found after six hours.

When the tubes containing xeronine from different runs, that is tubes 6–7, were combined, concentrated, and then rerun on the column, the xeronine activity now appeared in tubes 15–18. These experiments conclusively demonstrate that xeronine is liberated from materials which are present in bromelain.

B. PURIFICATION

B1. By Gel Filtration

Ex. 10. Of salts from an XAD-2 Isolation Procedure
500 mg of the preparation from example #1 were dissolved in three ml of water and placed on a Sephadex G-15 gel filtration and developed with water. Ten ml fractions were collected. All fractions were checked for pH, for CAU and for the UV spectrum. All of the activity appeared in essentially one tube, #17. This gave a spectrum which indicated that the fractions were still a mixture of peptides and xeronine. The UV absorption curve indicated that part of the absorption was caused by the 253 nm form of xeronine.

B3. By Distillation

Ex. 11. of Salts from an XAD-2 Isolation Procedure of Bromelain
Five grams of the salt from Example 1 were dissolved in 50 ml of water, the pH raised to 9.5 and the solution distilled under a high vacuum with a dry-ice acetone cooled receiving flask. A mixture of ammonia vapors, water and xeronine distilled over and froze in the flask. When the frozen mass was melted about five micrograms of xeronine crystals floated on the surface of the basic solution.

Xeronine crystals prepared by this method were used for mass spectral analysis, for biochemical assays, for pharmacological assays, and for physiological studies.

Although xeronine prepared by this method is of excellent purity, the recovery is low, about 1 to 2%. Apparently at the high pH used for the distillation, a large portion of the xeronine is destroyed. What distilled over had the typical nicotine-like odor which is characteristic of good samples of xeronine. This odor is so distinctive, that xeronine can be recognized on the basis of the odor alone.

Ex. 12. Protecting the SH Group of Proxeronine with Iron and Ascorbate
This example illustrates the use of ferrous sulfate and ascorbate combinations to lessen the potential oxidation of the SH group of proxeronine to form disulfides which are inactive.

150

Four 100 ml solutions of 1% bromelain were mixed with various combinations of iron and ascorbate at pH 8. After one hour at room temperature 150 ml of acetone was added to each beaker and the precipitated colloids were removed. The pH of the supernatant solution was dropped to 5 and the acetone removed on a thin film evaporator. All solutions were boiled to destroy any residual protease activity, the pH raised to 10 and each solution shaken vigorously with 50 ml of chloroform. Assays for casein aggregating activity were run on both the aqueous layer and on an acid extract of the chloroform layer with the following results.

Treatment per 100 ml		CAU Activity in	
ml 20% $FESO_4$	g ascorbate	Aqueous layer	$CHCL_3$ layer
0	0	57	30
0	1	300	56
4	0	320	53
4	1	280	56

Experiment 13. Recovery of Xeronine from Poor Quality Acetone Still Residue

This particular batch of acetone still residue came from a batch of wet stumps which had been processed for bromelain. A UV spectrum analysis of the solution showed a total lack of any material absorbing at 275 nm. This peak is a UV indicator of the quality of the raw material. When this batch of solution was processed by exactly the same technique used in Example 3 on the same columns, the recovery of xeronine from any column was negligible.

This poor batch of juice was concentrated to 1/4 volume and the solution was set aside in the refrigerator for several weeks. During this time a mold grew on the surface of the solution. This was removed and the juice processed by passing one liter of the concentrated solution over an XAD-2 column which had been rinsed with dilute acid. This treatment removed most of the colored material.

In contrast to the behaviour of solutions of bromelain-acetone supernatants, as in Example 1, in this run all of the CAU activity appeared in the initial percolate solution from the column. None of the eluate solutions contained any activity. This indicates that the reactions liberating free xeronine had occurred in this poor batch of acetone supernatant solution during the several week holding period. Presumably accessory factors supplied by mold as well as a gradual precipitation of calcium salts which occurred during this long holding period, allowed the basic proteins to form active proxeroninase. This together with the accessory factors led to the formation of free xeronine.

Before the several week incubation period and the addition of accessory factors through the growth of molds, the total recovery was about 5,000 CAU/gallon. After the treatment described above the recovery was 64,000 CAU/gallon which compares favorably with the best of the recoveries from this source.

This is a critical discovery.

C. APPLICATIONS

Ex. 14. Lessening of Blood Clot Formation on Intravenously Inserted Catheters

The Amplatz method (Durst, S; Leslie, J; Moore, R; and Amplatz, K. Radiology 1974; 599–600) was used to form and quantitate clot formation.

Before a 30 cm length of catheter was inserted into the femoral artery of 25–30 kg dogs, a 7 CAU/ml solution of xeronine in saline was pumped into the forepaw vein at the rate of 50 ml per hour. The injection was continued as long as the catheter was kept in the vein. After an hour the catheter was removed, and the adhering clot weighed.

Immediately after removing the catheter and after discontinuing the injection of xeronine into the animal, a fresh catheter was placed in the artery and left in the animal for an hour. It too was then removed and the adhering clot, blotted and weighed.

Weight of clot before injection	309 mg
Weight of clot during xeronine injection	158 mg
Weight of clot one hour after discontinuing injection	299 mg

In another experiment enteric coated bromelain granules were fed to the animal one hour before the catheters were inserted. The catheters were then placed in the femoral artery every hour, removed, and the weight of the adhering clot weighed.

Weight of Adhering Clot at Different Intervals After an Oral Dose of Bromelain				
One Hour	Two Hours	Three Hours	Four Hours	Five Hours
380 mg	142 mg	150 mg	205 mg	287 mg

The advantage of the xeronine injection technique over giving a potential source of xeronine orally is that the effect on the rate of blood clot formation is immediate and continues only as long as the injection is continued. This technique would have great utility in medicine over the standard heparin technique.

Ex. 15. Effect of Xeronine on in vivo Meat Tenderization

One ml of physiological saline containing either 0, 4 or 10 CAU of xeronine or a highly purified sample of bromelain at the rate of 20 mg/kg was injected into the wing veins of four 18 month old cocks. None of the samples caused any visible distress to the chickens. Five minutes after the injection the chicken were killed and dressed on a commercial processing line.

The chickens were cooked in a restaurant style oven by a professional cook and coded samples of the breast meat presented to four judges. No detectable differences were noted in the flavor of the chickens. There was marked difference in the tenderness.

Ranking of the Tenderness of Meat on a 1–5 Scale 1 = very tough, 5 = very tender	
0 CAU/ chicken	2,3,1,2
4 CAU/ chicken	3,2,2,3
10 CAU/ chicken	3,5,5,4
Purified bromelain	1,1,2,1

The bromelain sample had been purified by ammonium sulfate precipitation, dialysis, and gel filtration. It contained 3200GDU/g in contrast to the standard 1200GDU/g for standard bromelain. What is surprising is that this sample caused no visible distress to the chicken. Normally commercial grade bromelain has an L.D.-50 of 15 mg/kg. Also this excellent protease sample actually increased the toughness of the meat.

The xeronine sample contained no trace of protein or polypeptides. Therefore the tenderizing action must be solely attributable to the action of xeronine in activating the cathepsin hydrolases in the chicken muscle.

Ex. 16. Hydrolysis of Seed Starch

Xeronine hydrolyses seed starch by activating the proamylases contained in the seed.

To 10 g of ground barley seed either 1 ml of buffer or 1 ml of buffer containing 2 CAU of xeronine (prepared by the method shown in Ex. 3) were added and the mixture held at 40 C. for one hour. One hundred ml of water were then added to each sample and the suspensions placed in a boiling water bath for exactly one minute. The mixture was then centrifuged and the supernatant solution decanted.

	ml supernatant solution	Viscosity of solution
Control	51	similar to water
Xeronine treated	43	so viscous that it was difficult to pour

This example illustrates the powerful action of xeronine in converting one form of stored food, the starch, to soluble forms through the activation of endogenous enzymes.

Ex. 17. Action on Casein

This example illustrates the ability of xeronine to liberate a peptide from casein similar to the action of the so-called „milk clotting" enzymes. Since this sample of xeronine had been boiled, there is no possibility that the action could have come from contaminating proteases. The xeronine sample was prepared as in Example 3.

To 100 ml of a 1% Hammarsten casein solution were added 25 CAU of xeronine. Five ml samples were removed from the solution (at room temperature) at the times indicated, and mixed with 5 ml a precipitant. The precipitant contained 6% trichloracetic acid, sufficient acetate to give a molarity of 0.2 M and a pH of 4.8. The precipitate was removed by filtration through a

153

fine grade filter paper. To 2 ml of the filtrate were added 2 ml of a 4% NaOH solution and 1 ml of biuret reagent. The biuret color was read at 545 nm against a reagent blank.

	Time of Sampling					
	0	4	90	150	170	210
Net increase in biuret color	0	5	20	60	40	40

That this reaction reaches a plateau indicates a reaction limited by the availability of additional substrate. This type of reaction is very different from that found with a standard protease, such as bromelain, in which the liberation of peptides continues for many hours.

Ex. 18. Action on Milk

A sample of xeronine prepared by distillation (Example 11) was added to commercial skim milk and the mixture held at 45 C. A typical clot formed which showed syneresis within one hour.

Since this ample of xeronine could not possibly contain protease contaminants because of the method of preparation, and since this sample simulates the action of commercial rennet solutions on casein, this example illustrates the utility of xeronine for cheese manufacture.

Ex. 19 Effect of Xeronine on Bleeding Time

This action can only be detected in animals or people who have been stressed. In this experiment adrenaline was used as a stressing agent.

The Effects of Xeronine on the Bleeding Time of Mice
Which Had Been Injected with Adrenaline One Hour Previously

	Treatment		Bleeding	Significant Differences			
Code	Time 0	Time 60 Min.	Time	AX	BX	AB	BB
AX	Adrenaline	Xeronine	202.7	–	–	–	–
BX	Buffer	Xeronine	150.7	–	–	–	–
AB	Adrenaline	Buffer	129.1	**	no	–	–
BB	Buffer	Buffer	122.6	**	no	no	–

The mice were bled five minutes after the xeronine injection. The volumes used for i.p. injection were all 0.25 ml. The results were analyzed statistically with the odds shown. The * denotes differences significant at the 5% level; the ** denotes differences significant at the 1% level. The amount of adrenaline used was 0.1 mg per kg.

Ex. 20. Effect of Xeronine on Inflammation

The rats were fasted overnight and then given 0.7 ml of either a solution of xeronine in 0.005M cysteine or else 0.7 ml of physiological saline containing 0.005M. cysteine. One hour later each rat was injected subcutaneously with 0.05ml of an anti-rat serum. Two hours later the rats were killed and the extent of the edema was measured by punching out a piece of skin at the site of injection and weighing the punched skin.

The results are statistically significant.

The Effect of Orally-Admininstered Xeronine on Serum-Induced
Inflammation as Measured by the Punch Method

	Control	Treated	
	117	86.1	
	133	115	
	117	110	
	127	77.7	
			„t" test
	133	115	
			$t_o = 2.86$
Sum	627.3	503.8	
			$t_{.05} = 2.31$
Average	125.5	100.8	

MISCELLANEOUS

Example 21 Analysis of Complex Samples for Free Xeronine

Up to about 1964 the electrophoretic patterns run at pH 4.5 of all bromelain samples prepared by Dole contained a thin, fast moving band which stained blue with Amido Black stain. Since about 1966 none of the Dole samples nor none of the Taiwan samples contained this fast moving band. This fast moving band represents free xeronine.

The sample was prepared by the method used in Example 3. When applied to a disc electrophoresis column and run at pH 4.5 a 5 mg/ml concentration gave no visible bands. However, at 50 mg/ml a thin fast moving band, which was easily visible without staining, moved down the column. During the interval between removing the sample gels from the tubes and staining them with Coomassie Blue, about 20 minutes, the band spread appreciably, indicating a small molecule. The dye solution in the tube contained an appreciable amount of precipitate indicating that a fast diffusing molecule moved out of the gel and reacted with the stain faster than the stain moved into the gel.

155

This band, which moved twice as fast as the fastest protein band in bromelain (which has an isoelectric point of about 9.5), was cut out and tested for both its casein aggregating properties and also for its ability to inhibit the aggregation of blood platelets which had been exposed to different concentrations of adenosin diphosphate. Its positive action in both tests indicates that the band contained xeronine.

Of the two dyes, Coomassie Blue and Naphthol Black, normally used as protein stains in disc electrophoresis, the latter, with a molecular weight of 616 is superior to the former, M.W. 854. With naphthol black the spread of the band and the loss of material by diffusion into the tube is less since the diffusion rates of the dye and xeronine are more similar.

Although the invention has been described with reference to specific embodiments, the exact nature and scope of the invention is defined in the following claims.

* * * * *

Bibliographie

A 1   Abbott, Isabella Alona and Shimazu, C., 1985, The Geographic Origin of the Plants Most Commonly Used for Medicine by Hawaiians, Journal of Ethnopharmacology 14, 213–222

A 2   Abbott, Isabella Alona, 1992, La'au Hawai'i: traditional Hawaiian Uses of Plants, Bishop Museum Press, Honolulu, Hawaii, 3, 97–100 pp. SPCOLL (QK 473 H4 A33 1992)

A 3   Adwankar MK Chitnis MP, 1982. In vivo anti-cancer activity of RC-18: a plant isolate from Rubia cordifolia, Linn. against a spectrum of experimental tumour models. Chemotherapy (1982) 28(4): 291–3; ISSN: 0009-3157

B 1   Baldwin, R. E., 1979. Hawaii's Poisonous Plants, The Petroglyph Press, Hilo, Hawaii.

B 2   Bensky, Dan and Andrew Gamble, „Chinese Herbal Medicine, Materia Medica" (Seattle, WA; Eastland Press, 1993)

B 3   Bhakuni DS, Bittner M, Marticorena C, Silva M, Weldt E, Hoeneisen M, 1975. Screening of Chilean plants for anticancer activity, Planta Med 1975; Suppl: 79–101, PMID: 957912, UI: 76266607

B 4   Bopp, A., Herbst, V., 2000. Handbuch Medikamente, Stiftung Warentest, S. 581; ISBN 3-931908-12-7

B 5   Brendler, Thomas, 1999. Heilpflanzen CD-ROM, Medpharm, Stuttgart

B 6   Bryan, E. H., 1935. Samoan and Scientific Names of Plants found in Samoa, Hamilton Libary, University of Hawaii.

B 7   Burkill, I. H., 1935. Dictionary of the Economic Products of the Malay Peninsula. Crown Agents for the Colonies, London.

B 8   Bushnell, O. A., Fukuda, M., Makinodan, T., 1950. The Antibacterial Properties of Some Plants Found in Hawaii, Pacific Science 4, 167–183.

C 1   Chang, P. and Lee, K.H., 1985. Antitumor Agents. Jour. Nat. Prod, 48 (6).

C 2   Cox, Paul Allen., 1991. Polynesian Herbal Medicine. In P.A. Coxeronine an S.A. Banack (eds.), Island Plants, Doscorides Press.

C 3   Christophersen, E., 1935. Flowerig Plants of Samoa. Hawaii, Bishop Museum Bulletin 128

C 4   Cui, C., et al., 1995. Antidepressant active constituents in the roots of Morinda officinalis How. Chung Kuo Chung Yao Tsa Chih. 1995 Jan;20(1): 36–9, 62–3, PMID: 7626209; UI: 95352194.

D 1   Davison, Charles, 1899. „Hawaiian Medicine." The Medical Age, May 25, 1899. Reprinted in The Queen's Hospital Bulletin 4, no. 3 (August 1927): 2–5 and 4, no. 4 (September 1927): 1–4. (Archives Box 48, H I 462)

D 2   Degener, Otto, B.S., M.S., Illustrative of Plants and Customs of the South Seas

D 3   Dittmar, Alexandra, 1993. Morinda citrifolia L. – Use in indigenous Samoan medicine. Journal of Herbs, Spices & Medicinal Plants 1(3): 77–92.

D 4   Dittmar, Alexandra, 1998. Zur traditionellen Heilkunde Samoas. Charakteristika und Strukturierungen des Heilpflanzenuniversums. Egelsbach, Frankfurt, München: Verlag Dr. Hänsel-Hohenhausen. Diss. Univ. Frankfurt 1998. (Deutsche Hochschulschriften 1153); ISBN 3-8267-1153-X

D 5   Dixon, A. R.; et al. 1999. Ferment this: The transformation of noni, a Traditional Polynesian medicine (Morinda citrifolia, Rubiaceae). Economic Botany 53:51-68.

E 1   Elkins, Rita, 1997. Noni (booklett), Woodland Publishing; ISBN: 1580540589

E 2   Elliot, S. and Brimacombe, J., 1987. The Medicinal Plants of
      Gunung Leuser National Park, Indonesia, Journal of
      Ethnopharmacology 19, pp. 285–317

F 1   Fairchild, Diana and Flyama Rhyme, 1998. Noni–Aspirin of the An-
      cients, (Anahola, Hawaii)
F 2   Faltynek, C. R., Schroeder J, Mauvais P, Miller D, Wang S, Murphy
      D, Lehr R, Kelley M, Maycock A, Michne W, et al. Damnacanthal is
      a highly potent, selective inhibitor of p56lck tyrosine kinase
      activity. Biochemistry 1995 Sep 26;34(38): 12404–10, PMID:
      7547985, UI: 96032637.
F 3   Farine, J.-P.; et al. 1996. Volatile components of ripe fruits of
      Morinda citrifolia and their effects on Drosphila. Phytochemistry
      41(2): 433–8.
F 4   Forsyth, C., 1983. Samoan Art of Healing, Thesis, San Diego

G 1   Ganal, C. and Hokama, Y., The Effect of noni Fruit extract on
      Thymocytes. Nutrition and Cancer, Vol. II. Dept. of Pathology,
      University of Hawaii, 4999–5002.
G 2   Guest, P. L., 1938. Samoan Trees. The Museeum, Honolulu, Hawaii
      Frm Uhe, 1974.24
G 3   Gutmanis June Kahuna La'au Lapa'au, 1977. The
      Practice of Hawaiian Herbal Medicine. Norfolk Island,
      Australia: Island Heritage, 1977. (SPCOLL WB 925 AH3
      G984 1977)

H 1   Hagendoorn MJ, et al., 1999. Directing anthraquinone
      accumulation via manipulation of Morinda suspension cultures.
      Methods Mol Biol. 1999;111: 383–91. Review, PMID: 10081004;
      UI: 99180845.
H 2   Handy, E. Kawena Pukui, M. Livermore, K., 1934. Outline of
      Hawaiian Physical Therapeutics, Bishop Museum, Bulletin 126,
      Honolulu
H 2a Handy, E. S. Craighill, Mary Kawena Pukui and Katherine
      Livermore. Outline of Hawaiian Physical Therapeutics. Millwood,
      NY: Kraus Reprint, 1976; reprint of Bernice P. Bishop Museum
      Bulletin No. 126, 1934. 51 pages. (SPCOLL WB 50 AH3 H236o
      1934a)

H 3   Hawaiian Medicine Book, 1986. He buke laau lapaau. Translated by
       Malcolm Naea Chun. Honolulu: Bess Press (SPCOLL WZ 309
       C559h 1986)

H 4   Hankesworth, J., 1773. An Account of the Voyages Undertaken By
       Captain James Cook (1st Voyage) Londres.

H 5   Hatch, DeAnna, November 1996,"Discover the secrets of morinda"
       in Sunshine Horizons.

H 6   Hawaii Medical Journal, 1966. Evaluation of the Effectiveness of
       Ancient Hawaiian Medicine.

H 7   „Hawaiian Herbs of Medicinal Value Found Among the
       Mountains and Elsewhere in the Hawaiian Islands, and
       Known to the Hawaiians to Posess Curative and Palliative
       Properties Most Effective in Removing Physical Ailments",
       Paper published by the Board of Health of the Territory
       of Hawaii (1922).

H 8   Heinicke, Ralph, Van der Wal, M., Yokoyama, M.M., 1972. Effect
       of bromelain (Ananase) on human platelet aggregation. Experientia
       1972;28: 844–845.

H 9   Heinicke, Ralph, 1985. The Pharmacologically Active Ingredient
       of Noni. Bulletin of the National Tropical Botanical Garden.

H 10   Hirazumi, A., 1992 Antitumor Activity of Morinda citrifolia
       on IP Implanted Lewis Lung Carcinoma in Mice, Proceedings,
       Annual Meeting of the American Association for Cancer Research
       33, 515.

H 11   Hiramatsu, T.; Et Al, 1993. Induction of normal phenotypes in
       ras-transformed cells by damnacanthal from Morinda citrifolia,
       Cancer Lett. 1993 Sep 30;73(2–3): 161–6. PMID: 7693328; UI:
       94036765.

H 12   Hirazumi, A., et al., 1994. Anticancer activity of Morinda citrifolia
       (noni) on intraperitoneally implanted Lewis lung carcinoma in
       syngeneic mice. Proc West Pharmacol Soc. 1994;37: 145–6, PMID:
       7984648; UI: 95075896.

H 13   Hirazumi A, et al., 1996. Immunomodulation contributes
       to the anticancer activity of morinda citrifolia (noni) fruit juice.
       Proc West Pharmacol Soc. 1996;39: 7–9, PMID: 8895953; UI:
       97051214.

H 14   Hirazumi A, et al., 1999. An immunomodulatory
       polysaccharide-rich substance from the fruit juice of

morinda citrifolia (noni) with antitumour activity.
Phytother Res. 1999 Aug;13(5): 380–7, PMID: 10441776;
UI: 99373515.

H 15 Hiwasa T, Arase Y, Chen Z, Kita K, Umezawa K, Ito H,
Suzuki N, 1999. Stimulation of ultraviolet-induced apoptosis
of human fibroblast UVr-1 cells by tyrosine kinase inhibitors
(Damnacanthal), PMID: 10050753, UI: 99158040.

H 16 Ho LK Don MJ Chen HC Yeh SF Chen JM, 1996. Inhibition of
hepatitis B surface antigen secretion on human hepatoma cells.
Components from Rubia cordifolia. J Nat Prod (1996 Mar) 59(3):
330–3; ISSN: 0163-3864

H 17 Hope, Bradley E., Douglas G. Massey, and Gisele Fournier-Massey,
1993. „Hawaiian material medica for Asthma." Hawaii Medical
Journal 52, no. 6 (June 1993): 160–166.

H 18 Hunt, Daniel, 1923. Samoan medicine and practise, US Naval
Medical Bulletin, 19(2): 145–152

K 1 Kaaiakamanu, D. M. and J. K. Akina, 1972. Hawaiian Herbs of
Medicinal Value. Translated by Akaiko Akana. Honolulu: Territorial
Board of Health, 1922; facsimile reprint, Honolulu: Pacific Book
House (REF QV 766 K11h 1972)

K 2 Kamakau, Samuel M. Ka Po'e Kahiko, 1964. The People of Old.
Translated from the newspaper Ke Au `Oko'a by Mary
Kawena Pukui; arranged and edited by Dorothy B. Barrere;
illustrated by Joseph Feher. Bishop Museum Special
Publication 51. Honolulu: Bishop Museum Press (SPCOLL DU
624.5 K15p 1964)

K 3 Kawasaki Y Goda Y Yoshihira K, 1992. The mutagenic constituents
(rubiadin) of Rubia tinctorum. Chem Pharm Bull (Tokyo) (1992 Jun)
40(6): 1504–9; ISSN: 0009-2363

K 4 Kern, W. et al. University Hospital Grosshadern, Ludwig-
Maximilians University, Munich, 1999. Treatment of Acute
Myeloid Leukemia in the Elderly, Home Health Care
Consultant 1999;6[5]: 2–13)

K 5 Koumaglo K, Gbeassor M, Nikabu O, de Souza C, Werner W. 1992.
Effects of three compounds extracted from Morinda lucida on
Plasmodium falciparum. Planta Med 1992 Dec;58(6): 533–4, PMID:
1484892, UI: 93133958.

K 6 Krauss, B., (1993) Plants in Hawaiian Culture, University of Hawaii Press, Honolulu, Hawaii 103, 252pp. (SPCOLL QK 473.H4 K91p 1993)

K 7 Krämer, A., 1903. Die Samoa Inseln II. Schweitzerbarth'sche Verlagsbuchhandlung Stuttgart

L 1 Larsen, Ivar J., 1966. Ancient Hawaiian Medicine. 90 pages, photocopy. The original is at the Bishop Museum Library (SPCOLL WZ 309 L334 a 1966a)

L 2 Leistner, E., Isolation, identification and biosynthesis of anthraquinones in cell suspension cultures of Morinda citrifolia. PMID: 1187870, UI: 76053587.

L 3 Lemmich E et al, 1999. In vivo antileishmanial and antimalarial activities of anthrachinones from Morinda lucida. Planta Med, 65(3): 259–61 1999

L 4 Levand, Oscar., 1963, Some Chemical Constituents of Morinda Citrifolia L. (Noni). Doktorarbeit, Universität von Hawaii

L 5 Levand, Oscar and Larson, H.O., (1979) Some Chemical Constituents of Morinda citrifolia, Planta Med 36, 186–187.

M 1 McCuddin, Ch. R., 1974. Samoan Medical Plants and Their Usage. Dept. of Medical Service. Gov. of American Samoa.

M 2 McBride, L. R., 1975. Practical Folk Medicine of Hawaii, Petroglyph Press, p. 55 (REF WZ 309 M119p 1975)

M 3 McPerson, C., 1990. Samoan Medical Belief and Practice. Auckland University Press.

M 4 Mala, L'au, 1996. A Garden of Hawaiian Healing Plants.

M 5 Medicinal Chest from the Malaysian Rainforest, 1996.

M 6 Meryll, Elmer Drew, 1937. Polynesian Botanical Bibliography, Bernice P. Bishop Museum, Honolulu.

M 7 Moorthy, N. K., 1990. Antiseptic, Vol. 56.

M 8 Morita H Yamamiya T Takeya K Itokawa H, 1992. New antitumor bicyclic hexapeptides, RA-XI, -XII, -XIII and -XIV from Rubia cordifolia. Chem Pharm Bull (Tokyo) (1992 May) 40(5): 1352–4; ISSN: 0009-2363

M 9 Morton, Julia F., 1992, „The Ocean-Going Noni, or Indian Mulberry (Morinda Citrifolia Rubiaceae) and Some of Its Colorful Relatives, Econ. Bot. 46(3) pp. 241–256.

N 1   Neal, M., (1965) In Gardens of Hawaii, Bishop Museum Press, Honolulu, Hawaii, 804 pp.

N 2   Navarre-Brown, Isabelle, 1998. 53 Ways to Use Noni Fruit Juice for your Better Health, Pride Publishing, Utah, ISBN 1-887938-4.

N 3   Negata, H. M., 1971. Hawaiian Medical Plants. Economic Botany (25).

N 4   Noni, Polinesia's Natural Pharmacy. 1997. Pride Publishing, Vineyard, VT.

O 1   Ojewole JA, Adesina SK, 1983. Mechanism of the hypotensive effect of scopoletin, Planta Med; VOL 49, ISS 1, 1983, P46–50

P 1   Pandey S Sharma M Chaturvedi P Tripathi YB, 1994. Protective effect of Rubia cordifolia on lipid peroxide formation in isolated rat liver homogenate. Indian J Exp Biol (1994 Mar) 32(3): 180–3; ISSN: 0019-5189

P 2   Perry, L. M., 1980. Medicinal Plants of East and Southeast Asia. The MIT Press, Cambridge, MA.

P 3   Petard, Paul, 1986. Plantes utiles de Polynesie, Raau, Tahiti, Edition Haere Po No Tahiti.

P 4   Powell, T., 1868. On Varios Samoan Plants and Their Vernacular Names. Br. Foreign J. Bot. 278–285, 342–347, 355–370.

Q 1   Qiao YF Wang SX Wu LJ Li X Zhu TR, 1990. Studies on antibacterial constituents from the roots of Rubia cordifolia. Yao Hsueh Hsueh Pao (1990) 25(11): 834–9; ISSN: 0513-4870

Q 2   Quisembing, E., 1951. Medicinal Plants of the Philippines, Tech. Bulletin, Vol. 16, Rep. of the Philippines

R 1   Russia, K. and Sriivastava, S.K., 1987. Antimicrobial Activity of Some Indian Medical Plants. Indian Journal of Pharm. Science, Jan–Feb, 57–58.

S 1   Satyavathi, G. V.; Raina, M.K.; Sharma, M. 1976. Medicinal Plants of India. New Delhi: Indian Council of Medical Research.

S 2   Schechter, Steven, 1997. Hawaii Miracle Fruit, Testreihen mit Patienten

S 3   Schechter, Steven, 1997. Noni Booklett. Ecinitas, CA.

S 4   Schneider, Georg und Hiller, K., 1999. Arzneidrogen, Spektrum
       Verlag
S 5   Singh, Y. N.; et al. 1984. Folk medicine in Tonga. Journal of
       Ethnopharmacology 12: 305–29.
S 6   Singh, Y. N. 1986. Traditional medicine in Fiji. Journal of
       Ethnopharmacology 15: 57–88.
S 7   Solomon, Neil, 1998. Noni Nature's Amazing Healer, Woodland
       Books; ISBN: 1580540368
S 8   Solomon, Neil, 1999. The Noni Phenomenon, Direct Source
       Publishing; ISBN: 1887938877
S 9   Stemple, Ellen K., 1989. Hawaiian Medicinal Plants: An Annotated
       Bibliography (REF QV 770 AH3 S824h 1989)
S 10   Stewart, Maria, 1972. Noni, the Lore of Hawaiian Medical Plants.
       The Bulletin, Pacfic Tropical Garden, Kauai, HI, April 1992
S 11   Strobel, H. 1983. Die Bedeutung von Fruchtbäumen in der
       polynesischen Kultur. Hohenschäftlarn: Renner.
S 12   Stone, Robert B., and Lola Stone, 1980. Hawaiian and Polynesian
       Miracle Health Secrets. West Nyack, NY: Parker Pub. Co., Inc., 270
       pages. (SPCOLL WB 50 AH3 S879h 1980)

T 1   Tabrah, F. L. and Eveleth, B.M., 1966. Evaluation of the
       Effectiveness of Ancient Hawaiian Medicine, Hawaii Medical
       Journal 25, 223–230.
T 2   TenBruggencate, J., 1992. Native Plants Can Heal Your Wounds,
       Sunday Star Bulletin & Advertiser, Feb. 9, Honolulu, Hawaii.
T 3   Tona, L. et al, 1998. Antiamoebic and phytochemical screening of
       some Concolese medicinal plants. Journal Enthnopharmacol, 61(1):
       57–65, 1998
T 4   Tripathi YB Pandey S Shukla SD, 1993. Anti-platelet activating
       factor property of Rubia cordifolia Linn. Indian J Exp Biol (1993
       Jun) 31(6): 533–5; ISSN: 0019-5189

U 1   Uhe, G., 1974. Medicinal Plants of Samoa. Econ. Bot. 28: 1–30
U 2   United States Patent 4,409,144, Heinicke, October 11, 1983,
       Xeronine, a new alkaloid, useful in medical, food and industrial
       fields
U 3   United States Patent 4,543,212, Heinicke, September 24, 1985, Xero-
       nine, a new alkaloid, useful in medical, food and industrial fields

U 4   United States Patent 4,197,291, Klein, April 8, 1980, Hydrolytic
      enzyme material

U 5   United States Patent 5,288,491, Moniz, Februar 22, 1994, Noni
      (Morinda Citrifolia) as a pharmaceutical product

W 1   Weiner, M. A. 1970. Notes on some medicinal plants of Fiji.
      Economic Botany 24: 279–82.

W 2   Weiner, M. A. 1971. Ethnomedicine in Tonga. Econonic Botany 25:
      422–51.

W 3   Wee, Yeow Chin and Hsuan Keng, 1992, „Chinese Medicinal
      Herbs" (Sebastopol, CA; CRCS Publications)

W 4   Westendorf, J. Forschungsschwerpunkt an der Uni Hamburg
      „Genotoxizität von Anthrachinonen, Krebsrisiko bei Verwendung
      Anthrachinon-haltiger Medikamente und Nahrungsmittel"

W 5   Westendorf, J.; Marquardt, Hi.; Ketkar, M. B.; Mohr, U.;
      Marquardt, H., 1983. Tumorigenicity in vivo and induction of
      mutagenesis and DNA repair in vitro by aclacinomycin A and
      marcellomycin, Cancer Res43: 5248–5251

W 6   Westendorf, J., Poginsky B Marquardt H Groth G Marquardt H,
      1988. The genotoxicity of lucidin, a natural component of Rubia
      tinctorum L., and lucidinethylether, a component of ethanolic
      Rubia extracts. Cell Biol Toxicol (1988 Jun) 4(2): 225–39; ISSN:
      0742-2091

W 7   Westendorf J Poginsky B Phillips D Blomeke B Marquardt H, 1991.
      Formation of DNA Adducts by the Hydroxyanthraquinone Lucidin
      (Meeting Abstract). Proc Annu Meet Am Assoc Cancer Res (1991)
      32: A575; ISSN: 0197-016X

W 8   Westendorf, J., Poginsky B., Blomeke B., Marquardt H.,
      Hewer A., Grover PL., Phillips DH., 1991. Evaluation of
      DNA-binding activity of hydroxyanthraquinones occurring in
      Rubia tinctorum L. Carcinogenesis (1991 Jul) 12(7): 1265–71;
      ISSN: 0143-3334

W 9   Westendorf J Blomeke B Poginsky B Schmutte C Marquardt H,
      1992. Formation of genotoxic metabolites from anthraquinone
      glycosides, present in Rubia tinctorum L. Mutat Res (1992 Feb)
      265(2): 263–72; ISSN: 0027-5107

W 10 Whistler, W. A. 1985. Traditional and Herbal Medicine in the Cook
      Islands, Journal of Ethnopharmacology 13, 239–280

W 11 Whistler, W. A. 1992. Polynesian Herbal Medicine. Lawai, Hawaii: National Tropical Botanical Garden (REF QV 770 W576p 1992)

W 12 Whistler, W. A. 1992. Tongan Herbal Medicine, Isle Botanica, Honolulu, Hawaii, 89–90 pp.

W 13 Whistler, W. A. 1985. Traditional and herbal medicine in the Cook Islands. Journal of Ethnopharmacology 13: 239–80.

W 14 Whistler, W. A. 1988. Ethnobotany of Tokelau. Economic Botany 42: 155–76.

W 15 Whistler, W. A. 1992. Polynesian Herbal Medicine. Lawai, Kauai, Hawaii

W 16 Wong, W., 1976. Folk medicinal plants from Trinidad. Economic Botany 30: 103–42.

Y 1 Yasui Y., Takeda N., 1983. Identification of a mutagenic substance, in Rubia tinctorum L. (madder) root, as lucidin. Mutat Res (1983 Sep) 121 (3–4): 185–90; ISSN: 0027-5107

Y 2 Yoshikawa, M., et al., 1995. Chemical constituents of Chinese natural medicine, morindae radix, the dried roots of morinda officinalis ...: structures of morindolide and morofficinaloside. Chem Pharm Bull (Tokyo). 1995 Sep;43(9): 1462–5, PMID: 7586069; UI: 96003354.

Y 3 Younos, C. et al., 1987. Repertory of drugs and medicinal plants used in traditional medicine of Afghanistan. Journal of Ethnopharmacology 20(3): 245–90.

Y 4 Younos C, Rolland A, Fleurentin J, Lanhers MC, Misslin R, Mortier F, 1990. Analgesic and behavioural effects of Morinda citrifolia. Planta Med 1990 Oct;56(5): 430–4, PMID: 1981810, UI: 91172909

Z 1 Zenk MH, el-Shagi H, Schulte U, 1979. Anthraquinone production by cell suspension cultures of Morinda citrifolia. Planta Med 1979 Jun;36(2): 186–7, PMID: 1187876, UI: 76053593

Z 2 Zepernick, B. 1972. Arzneipflanzen der Polynesier. Berlin: Reimer.

Stichwortverzeichnis

171

181

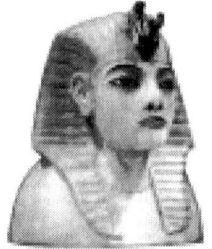

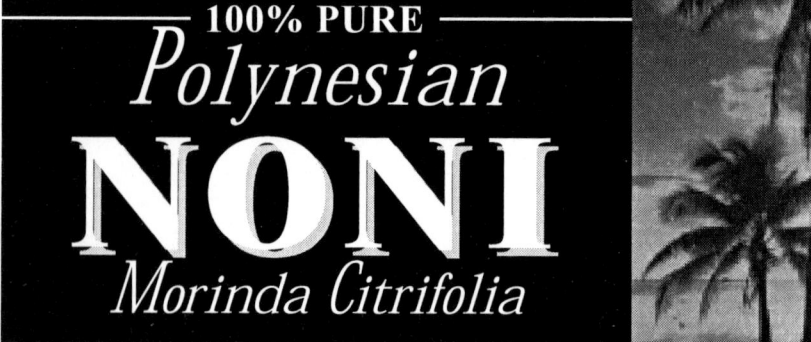